ALIMENTAZIONE SPORTIVA

La guida pratica step by step per ottenere massa muscolare, un corpo definito e migliorare la performance sportiva. Per bodybuilding, calisthenics, corsa, allenamento a corpo libero, fitness.

Seconda edizione

di Matthew Paynights & Training Temple

Copyright © 2022 *Matthew Paynights Training Temple*

Disclaimer

Tutti i diritti riservati. Questo libro ed ogni sua parte non possono essere riprodotti o utilizzati in alcun modo senza espresso permesso scritto da parte dell'autore se non per brevi citazioni. Scan, upload e distribuzione di questo libro via internet o qualunque altro mezzo senza il permesso dell'editore è illegale ed è per perseguibile per legge.

Questo è un libro di educazione fisica generale, tutte le informazioni incluse si intendono rivolte a persone adulte di età non inferiore a 18 ed in salute.

L'intenzione di questo libro è squisitamente di natura informativa ed educativa e non intende fornire consigli medici. Consultate il vostro medico prima di iniziare qualsivoglia attività sportiva e qualsiasi tipo di piano alimentare.

Ci potrebbero essere dei rischi collegati alla partecipazione delle attività menzionate in questo libro per persone in precarie condizioni di salute fisica e/o mentali.
Per questo motivo si scoraggia l'uso delle informazioni contenute in questo libro e la partecipazione alle attività descritte se siete in una condizione fisica precaria o arrivate da una condizione preesistente di disagio fisico o mentale. Se decidete di partecipare a queste attività, scegliete di farlo consapevolmente e volontariamente di vostra libera iniziativa consapevoli di tutti i rischi associati a queste attività. Si declina ogni responsabilità diretta o indiretta relativa a un suo improprio delle informazioni ivi presentate.

I risultati specifici menzionati in questo libro devono essere considerati straordinari, e non c'è un risultato "tipico" perché ogni individuo è diverso, pertanto ogni risultato sarà diverso.

Altre Pubblicazioni Training Temple
Disponibili su Amazon in formato digitale o cartaceo

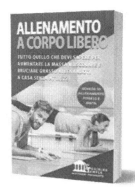

ALLENAMENTO A CORPO LIBERO: *Tutto quello che devi sapere per aumentare la massa muscolare e bruciare grasso allenandoti a casa senza attrezzi. Schede di allenamento, fitness e dieta*

Il libro perfetto per chi vuole allenarsi sfruttando solamente il peso del proprio corpo. Include i migliori esercizi illustrati da fare a casa, con schededi allenamento progressive: *principiante, intermedio* e *avanzato*. Centinaia di persone l'hanno già scelto per ottimizzare i propri allenamenti e avere una guida sicura che ti accompagni al risultato.

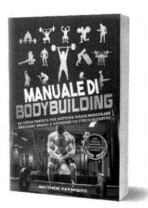

MANUALE DI BODYBUILDING: *la guida pratica per mettere massa muscolare, bruciare grasso e ottenere un fisico scolpito. Con esercizi illustrati, programmazione e schede.*

Il manuale irrinunciabile per tutti coloro che vogliono dare una svolta ai propri risultati in palestra:
- Decine di esercizi illustrati e spiegati nel dettaglio per raggiungere un'esecuzione perfetta e massimizzarne l'efficacia
- 3 schede: principiante, intermedio, avanzato inserite in un programma di 18 - 24 mesi in grado di portare anche i completi principianti a mettere i primi 10kg di massa
- 10 tecniche specifiche che ti permetteranno di superare i tuoi limiti alzando i carichi sul bilanciere oltre ogni tua aspettativa e raggiungere livelli di ipertrofia muscolare avanzata. Questo e molto altro in questo volume game changer per tutti gli appassionati di Bodybuilding.

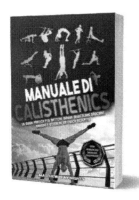

MANUALE DI CALISTHENICS: *La guida pratica per scolpire il tuo fisico e imparare skills spettacolari a corpo libero. Con esercizi illustrati, schede di allenamento e nutrizione.*

Che il tuo obiettivo sia scolpire il tuo fisico o imparare ad eseguire skills spettacolari appeso alla sbarra, in questo volume pratico pronto all'uso troverai tutte le informazioni necessarie per portare la tua passione al livello successivo e iniziare ad ottenere risultati concreti.
Contiene 11 schede di allenamento da Principiante ad Avanzato, più di 80 esercizi illustrati, strategie nutrizionali e molto altro!

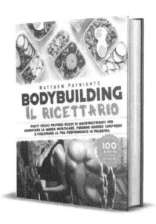

BODYBUILDING - IL RICETTARIO: Piatti Proteici Ricchi di Macronutrienti per Aumentare la Massa Muscolare, Perdere Grasso e Migliorare la tua Performance in Palestra. 100 Ricette + Piani Alimentari

Il libro per chi *ha fame* di risultati in palestra.

I piani alimentari contenuti in questo libro e le informazioni pratiche sull'alimentazione per il bodybuilding ti permetteranno di impostare efficacemente una *"fase di massa"* per costruire massa muscolare e una *"fase di definizione"* per bruciare il grasso in eccesso.

La selezione di piatti ultraproteici per colazione, pranzo/cena e spuntini pre/post - workout farà il resto!

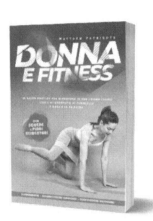

DONNA E FITNESS: la guida pratica per ritrovare la tua forma ideale con l'allenamento al femminile a casa e in palestra. Dimagrimento, Ricomposizione corporea, Tonificazione muscolare. Con schede e piani alimentari

La guida definitiva per donne di tutte le età che desiderano ottenere risultati concreti allenandosi a casa o in palestra.
Contiene:
- 3 programmi di allenamento: dimagrimento generale, ricomposizione corporea e stimolazione muscolare
- 2 piani alimentari pronti all'uso con calcolo delle calorie
- oltre 50 esercizi illustrati di stretching, allenamento a corpo libero e con attrezzi.
Grazie a questo manuale saprai esattamente come allenarti e come organizzare la dieta per raggiungere i tuoi obiettivi di forma fisica e benessere generale.

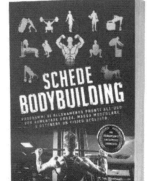

SCHEDE BODYBUILDING: Programmi di allenamento pronti all'uso per aumentare forza, massa muscolare e ottenere un fisico scolpito

La raccolta delle migliori schede per rivoluzionare i tuoi risultati in palestra.

- Decine di schede per massa, definizione muscolare e aumentare la forza
- 3 Programmazioni di 6 mesi l'una per portarti a massimizzare l'ipertrofia e uscire dagli stalli.
- Tecniche, consigli e strategie per dare una svolta alla qualità dei tuoi allenamenti.

Se ti alleni in palestra e sei un autodidatta non puoi rinunciare a questa raccolta in grado di guidare i tuoi allenamenti per anni!

INDICE

Introduzione   7
Parte 1 GETTARE SOLIDE BASI   10
   1.1 Sfatiamo alcuni miti   11
   1.2 Mental Coaching   16
Parte 3 I macronutrienti   23
   3.1 I Carboidrati   24
   3.2 Proteine   33
   3.3 grassi   44
Parte 4 micronutrienti   50
   4.1 L'importanza dell'idratazione   51
   4.2 Elettroliti e Sali minerali   53
   4.3 Le vitamine   56
   4.4 Integrazione   61
5.1 Stabilire punto di partenza e obiettivo   67
   5.2 Costruire massa muscolare   74
   5.3 La scelta degli alimenti   79
Piano alimentare settimanale per massa   87
Piano alimentare settimanale per definizione   100

Introduzione

Benvenuti nel manuale di alimentazione sportiva! Questo manuale è stato progettato per fornirti le informazioni e le conoscenze necessarie per massimizzare la tua performance sportiva attraverso l'alimentazione.

L'alimentazione è un fattore chiave per gli atleti, poiché fornisce l'energia necessaria per sostenere gli allenamenti e le competizioni, aiuta a migliorare la forza e la resistenza e promuove la riparazione e il recupero muscolare. Tuttavia, non tutti gli alimenti sono uguali, ci sono, infatti, alcune scelte alimentari che possono fare la differenza tra una buona performance e una performance eccezionale.

In questo manuale, imparerai quali sono gli alimenti e i nutrienti più importanti per gli atleti, come pianificare i pasti e gli spuntini per il massimo vantaggio nutrizionale, come idratarsi correttamente, e come affrontare i problemi nutrizionali comuni degli atleti, come la gestione dei macronutrienti e delle calorie, il timing degli alimenti, l'integrazione e molto altro.

Che tu sia un atleta competitivo o semplicemente un appassionato di fitness, questo manuale ti fornirà le informazioni necessarie per migliorare la tua performance sportiva e la tua forma fisica attraverso l'alimentazione.

Il mondo delle diete ha bisogno di rigore scientifico

Prima di iniziare, un piccolo disclaimer.
Se siete alla ricerca della "soluzione facile" o dell'"alimento miracoloso "probabilmente rimarrete delusi.
Le informazioni presentate in questo manuale sono basate su evidenze scientifiche e sono state verificate da fonti affidabili. L'obiettivo del manuale è quello di fornire un quadro nutrizionale

completo e corretto per gli atleti, basato sulle attuali conoscenze scientifiche. Il marketing della dietologia e l'integrazione sportiva in questo manuale sono stati messi al vaglio della ricerca, abbiamo tentato quindi di "separare il grano dall'erba grama" isolando le informazioni veritiere da quelle inventate per vendere prodotti e soluzioni mirabolanti.

Ciò non deve spaventare, acquisire le corrette informazioni richiederà un po' più di impegno che inseguire le mode del momento, ma ciò vi permetterà una volta per tutte di fare chiarezza sul mondo dell'alimentazione sportiva e paradossalmente risparmiare del tempo rispetto a chi insegue luoghi comuni, mode e miti da spogliatoio.

Troverete, quindi, citazioni di libri e articoli scientifici di livello accademico. Ma, ancora una volta, ciò non deve spaventare in quanto il libro è stato pensato per venire incontro a ogni tipo di lettore, anche il meno informato sull'argomento o chi semplicemente non ha voglia di perdersi in un manuale tecnico ma desidera semplicemente attingere le giuste informazioni per ottenere risultati. Studi e ricerche scientifiche sono stati, quindi, rielaborati e presentati in forma semplice e chiara in ottica "pronti all'uso" evitando affabulazioni accademiche che non portino ad un'applicazione pratica.

In questo manuale troverai:

- I falsi miti sull'alimentazione che impediscono a molti sportivi di ottenere risultati.
- Come approcciarsi a un nuovo tipo di alimentazione: gli errori da non fare e l'organizzazione pratica e mentale che ti permette di ottenere risultati sul lungo periodo
- Il ruolo dei carboidrati: la differenza tra carboidrati semplici e complessi, quali di questi dovresti prediligere e l'apporto giornaliero corretto per massimizzare la performance a seconda dello sport praticato.

- L'importanza delle proteine: quali sono gli alimenti che le contengono, qual è il corretto dosaggio e il timing ideale per massimizzare la crescita muscolare.
- I grassi: la differenza tra grassi saturi e insaturi, quali fonti di grassi dovresti prediligere e quanti assumerne per tenere sotto controllo il grasso corporeo
- I Sali minerali: cosa sono, dove si trovano e quali assumere per massimizzare la performance.
- Le vitamine: quali sono le principali fonti di vitamine, il loro ruolo e come accorgerti se non ne stai assumendo abbastanza.
- Conosci te stesso: un intero capitolo per fare il punto sulla tua condizione fisica, stabilire il tuo punto di partenza e i tuoi obiettivi.
- Plasmare il tuo corpo, la crescita muscolare: come organizzare allenamento e alimentazione per massimizzare la crescita muscolare
- Plasmare il tuo corpo, dimagrire: come organizzare una dieta efficace brucia-grassi in grado di preservare la massa muscolare.

L'obiettivo finale sarà concretizzare tutte queste informazioni stilando il tuo piano alimentare personalizzato che tenga conto delle tue caratteristiche fisiche e il tuo obiettivo.

Per renderti ancora più semplice quest'ultimo passaggio, abbiamo aggiunto alla fine del libro due piani alimentari-tipo calibrati a seconda dell'obiettivo: uno per la costruzione di massa muscolare e uno per la definizione muscolare. Ti basterà calibrare calorie e macronutrienti adattando questi piani alle tue caratteristiche fisiche e iniziare subito a ottenere risultati vistosi.

La tua trasformazione inizia ora.

Parte 1
Gettare solide basi

Sfatiamo alcuni miti – 11

Mental coaching – 16

1.1 Sfatiamo alcuni miti

Sono molti i falsi miti che circolano nel mondo nel fitness e la dietologia. Dietro molte idee errate non vi è spesso malafede, quanto piuttosto operazioni di marketing che giocano su mezze verità utili a vendere il prodotto, ma non certo ad apportare un reale cambiamento qualitativo nella condizione fisica dell'acquirente se non gestiti con cognizione di causa.

Un esempio sono gli yogurt "magri con lo 0% di grassi". A leggerlo così sulla confezione verrebbe da pensare che si tratti di un prodotto dietetico. In realtà ciò non è detto, perché in molti casi basta girare la confezione e leggere i valori nutrizionali per accorgersi che allo yogurt sono stati aggiunti zuccheri per renderlo gustoso nonostante l'assenza di grassi. In questo modo l'etichetta non ha mentito: lo yogurt è privo di grassi, è vero, ma con i carboidrati aggiunti sotto forma di zuccheri, questo yogurt "magro" può risultare addirittura più calorico di uno yogurt normale.

Sono quindi da evitare gli yogurt magri? Certamente no, possono essere un alimento strategico da inserire in una dieta low-fat, alta in carboidrati, ma bisognerà tenere conto del loro apporto calorico senza farsi ingannare dal messaggio di marketing.

Questo semplice esempio ci ha già permesso di introdurre due argomenti fondamentali in ambito nutrizionale: i macronutrienti (carboidrati, proteine e grassi) e le calorie. Queste due categorie saranno la chiave per "decodificare" la composizione degli alimenti e permetterci di gestirli a seconda delle nostre necessità.

Ecco allora una serie di falsi miti da sfatare in modo che potrete approcciarvi al mondo dell'alimentazione senza preconcetti.

I cibi integrali non fanno ingrassare

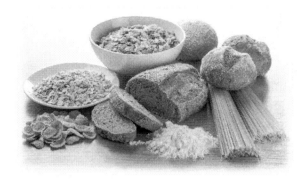

Spesso accade che chi decide di mettersi a dieta rimpiazzi le fonti di carboidrati più comuni come pasta, pizza e pane con la loro versione integrale, pensando in questo modo di dimagrire. La realtà è che le calorie contenute in 100g di farina raffinata e 100g di farina integrale è pressoché identica. Questo vuol dire che a parità di porzioni, la pasta integrale ingrassa allo stesso modo della pasta "normale".

Ma allora l'integrale venduto come prodotto salutista è una bufala? La risposta è no, le farine integrali offrono molti vantaggi rispetto alle farine raffinate, come un indice glicemico più contenut e una maggior quantità di fibre in grado di potenziare il microbiota intestinale e favorire un maggior senso di pienezza. Per questo è consigliabile inserire l'integrale all'interno di una dieta: sarà più facile, per esempio, scendere con la pasta integrale da 100g a 80g senza accusare troppo il senso di fame rispetto a farlo con la farina bianca.

Le abbuffate di pasta e pizza integrali però vi faranno ingrassare lo stesso!

La cioccolata extra fondente 99% è poco calorica

In realtà la cioccolata fondente al 99% ha più o meno le stesse calorie della cioccolata fondente al 50%. L'unica differenza è che la cioccolata extra fondente ha più grassi e meno zuccheri mentre la cioccolata normale ha più zuccheri e meno grassi. Ai fini della perdita di peso, quindi, dobbiamo prestare attenzione e limitare il consumo della cioccolata al 99% tanto quanto quella al 50%. Come per lo yogurt magro, la cioccolata fondente può però essere inserita in particolari protocolli alimentari dove al calcolo delle calorie, viene associata una distribuzione specifica di macronutrienti (vedremo questi aspetti in seguito).

La frutta secca è dietetica

È vero, spesso la frutta secca viene inserita nell'alimentazione sportiva come spuntino energetico e come fonte di grassi alternativa ai prodotti dolciari e caseari ricchi di grassi saturi. Questo però non vuol dire che se ne può mangiare a volontà senza conseguenze!
I benefici della frutta secca per uno sportivo sono molti: è ricca di omega-3, oligoelementi e fibre. Inoltre, noci, noccioline e mandorle sono ricche di grassi monoinsaturi, dei grassi benefici che non alzano il colesterolo. L'alto contenuto calorico però (180kcal per 30g rende la frutta secca un alimento da tenere sotto controllo in caso di dieta dimagrante.

Sono carboidrati e grassi a fare ingrassare

Quando si cerca di tenere il peso sotto controllo i primi alimenti a cadere sono grassi e carboidrati.
È vero, i grassi sono il macronutriente più calorico per unità di peso (1g di grassi equivale a 9kcal contro le 4kcal di carboidrati e proteine) e le fonti di carboidrati più comuni come pasta, pane e pizza, oltre a essere molto comuni nella nostra dieta mediterranea, presentano un alto contenuto calorico per porzione, per questo fonti di carboidrati e grassi spesso vengono ristretti molto se non addirittura eliminati dalla dieta. Una soluzione di questo tipo però, oltre a non essere congeniale per uno sportivo, che ha invece sempre bisogno di una buona quantità di carboidrati a disposizione, rischia di non portare a un dimagrimento. Questo perché non sono i carboidrati o i grassi in sé a fare ingrassare, ma il bilancio calorico finale: se le calorie assunte superano il nostro fabbisogno giornaliero, allora le

calorie in eccesso vengono trasformate in depositi di grasso. Ma questo processo vale anche per le proteine!

Anziché demonizzare carboidrati e grassi e mangiare solo verdure e proteine (questa sì che sarebbe una dieta dannosa!) bisogna imparare a gestire i macronutrienti mettendoci in testa che è l'apporto calorico finale che determina il dimagrimento.

Meno mangio, più dimagrisco

Se il vostro obiettivo è dimagrire praticando sport, dimenticatevi di questo paradigma. Ovviamente, per bruciare grasso corporeo, sarà necessario impostare un deficit delle calorie, ma l'alimentazione dovrà adattarsi innanzitutto al vostro volume di allenamento. Smettere di mangiare quasi del tutto e in modo improvviso, oltre a inficiare la vostra prestazione atletica, potrebbe anche portare a dei blocchi metabolici con conseguente stallo del peso. Quando si seguono diete drastiche, infatti, avviene tipicamente un rapido dimagrimento durante le prime due settimane circa, anche di 4 – 5kg. Questo risultato eccezionale però non deve entusiasmare più di tanto in quanto si tratta più che altro di una perdita di acqua: a partire dalla seconda/terza settimana il corpo avrà eliminato tutti i liquidi in eccesso e si assesterà al normale ritmo di dimagrimento pari a 1kg circa a settimana. Perché dunque stressare il corpo inutilmente con una dieta troppo ristretta? I liquidi che avrete perso li riacquisirete non appena tornerete a mangiare normalmente una volta conclusa la dieta. Tanto vale a questo punto impostare una diminuzione graduale delle calorie, ottenendo nel lungo periodo il medesimo risultato, senza però peggiorare drasticamente la vostra performance atletica.

Approfondiremo in seguito nel capitolo dedicato alla definizione muscolare questo argomento.

Mettere massa muscolare senza ingrassare...e senza far fatica!

Questo è un classico nel mondo del fitness. Guru e sedicenti personal trainer fanno a gara per vendere i loro programmi di allenamento di "soli 15 minuti al giorno" per "risultati straordinari" nel giro di qualche settimana. Ciò può essere parzialmente vero per completi principianti che non si sono mai allenati in vita loro: passare da uno stile di vita completamente sedentario ad una qualsiasi forma di attività fisica seppur leggera, porterà sicuramente a dei miglioramenti, ma ciò non è dovuto alla formula magica contenuta nei programmi di allenamento di questi guru.

Ciò che è peggio è che in questo modo passa il concetto che non serve fare fatica per ottenere risultati ma basta usare un trucchetto. Questo è un freno a mano tirato per ogni vostra aspirazione in ambito sportivo. Risultati invidiabili richiedono un impegno costante e uno sforzo intenso, senza i quali, nella migliore delle ipotesi, potete puntare a mantenere la vostra forma attuale senza aspirare a migliorarla.

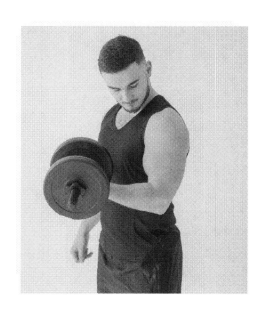

Il secondo problema concerne l'aumento di massa muscolare. È difficile da vendere il concetto che per mettere massa muscolare bisogna ingrassare. L'idea generale che aleggia nel mondo del fitness che allenarsi dovrebbe prevedere esattamente il contrario, ovvero bruciare grassi, porta all'errata convinzione che sia possibile mettere massa muscolare "pulita" senza aumentare parimenti i depositi di grasso. Ciò è vero, ancora una volta, solamente per i completi principianti. Fenomeni di questo tipo si osservano specialmente in soggetti giovani che praticano sport ad alta intensità come il football americano, il sollevamento pesi, il bodybuilding etc. dove la stimolazione data dall'allenamento porta a una rapida e "pulita" crescita muscolare.

Superati i primi mesi però, la crescita muscolare rallenterà fino a fermarsi se non accompagnata da un surplus calorico e una stimolazione crescente attraverso l'allenamento (vedremo in seguito questo argomento in modo approfondito), in questo modo sarà possibile crescere ancora, anno dopo anno, potenzialmente all'infinito, ma ogni volta si dovrà mettere in conto una percentuale di massa grassa insieme alla uova massa muscolare. Niente di cui preoccuparsi! La crescita muscolare dovrà seguire un andamento stagionale: a una stagione di crescita seguirà una stagione di definizione volta a bruciare il grasso accumulato nella stagione precedente preservando il più possibile la massa magra.

Grazie a questa consapevolezza avete tranquillamente risparmiato anni e anni e soldi in palestra allenandovi a vuoto nella falsa speranza di poter far crescere i muscoli senza ingrassare.

1.2 Mental Coaching

Ora che abbiamo fatto piazza pulita di preconcetti e false credenze che potrebbero ostacolare il vostro percorso, è arrivato il momento di impostare la dieta.

È inutile nasconderlo, seguire un piano alimentare è impegnativo, richiede dedizione e costanza, e le tentazioni sono dietro l'angolo.

Per questo, prima di arrivare a parlare di calorie e macronutrienti è fondamentale affrontare il punto più importante per chi intraprende una dieta: la motivazione.

Senza la giusta motivazione le indicazioni alimentari che forniremo nei capitoli seguenti saranno inutili: ciò che *realmente* vi permetterà di raggiungere i vostri obiettivi sarà la vostra forza mentale e la fame di risultati! Più alto sarà l'obiettivo che vi darete, più tenace sarà la determinazione che dovrete metterci. I grandi campioni olimpionici si sottopongono ad allenamenti massacranti e a regimi alimentari controllatissimi, ma nessuno li obbliga a farlo se non la loro stessa determinazione ad essere i migliori nella loro disciplina.

Ora, senza puntare alle olimpiadi, chiunque decida di intraprendere un percorso di dieta ha in mente il fisico ideale che vuole raggiungere. Ebbene, il primo passo importantissimo da fare nella direzione del proprio obiettivo è smettere di pensare che sia impossibile raggiungerlo.

Il secondo passo è smettere di dare la colpa dei propri insuccessi a condizioni esterne. Le scuse e le giustificazioni non portano risultati!

Portare a termine un preciso regime alimentare non significa solamente aver perso o guadagnato dei kg, o aver rimodellato il proprio corpo, significa aver preso in mano la propria vita ed esserne diventati padroni. Significa essere in grado di dire di no quando è necessario, sia agli altri, ma soprattutto a sé stessi. I risultati li misurerete non soltanto in chili persi ma anche, e soprattutto, in una rinnovata qualità della vita e capacità di autocontrollo. Ecco allora una serie di strategie che vi aiuteranno nell'organizzazione della vostra nuova alimentazione e a mantenere il focus sull'obiettivo.

Organizza la tua spesa e la tua dispensa

Anche l'ambiente gioca il suo ruolo! Vivere in un contesto pieno di tentazioni aumenta notevolmente la possibilità di cadere nello sgarro: la dieta inizia al supermercato! Evitate dunque di riempire la dispensa di merendine, patatine, insaccati etc. una volta che li avrete in dispensa a vostra disposizione la tentazione sarà forte. Se avete figli o vivete con un'altra persona, separate le zone della credenza in due settori: da una parte mettete le cose che potete mangiare voi, dall'altra tutto il cibo che non potete toccare. Questo vi aiuterà a mantenere ordine sia nella vostra dispensa che nella vostra mente, andando in questo modo a colpo sicuro nel vostro scompartimento ogni volta che dovrete mangiare, senza farvi tentare dalle leccornie ultra-caloriche che albergano dall'altro lato dello scaffale.

Detto questo, resta il fatto che mangiare sano è molto più di una questione di perdita di peso, vuol dire innanzitutto vivere sano. Questa potrebbe essere una buona occasione per proporre alle persone che vi circondano uno stile di vita diverso, salutare e consapevole.

Tieni un diario dei progressi

è solo guardandosi indietro che ci si accorge di quanta strada si è fatta!

Tenere un diario dei progressi vi permetterà di avere ordine mentale e di avere sempre sott'occhio la vostra routine atletica associata alla vostra routine alimentare, ciò vi permetterà di:

1. *Seguire la routine che vi siete prefissati.*
   È molto più difficile saltare un allenamento o un "pasto fit" se ciò risulta nero su bianco sul vostro diario dei progressi!

2. *Avere una solida scaletta per progredire negli obiettivi.*
   Il diario vi permetterà di avere sempre sott'occhio il livello della vostra performance. Ciò vi spronerà ogni allenamento ad *eguagliare la vostra prestazione*, se non *a superarla.*

3. *Avere una panoramica completa di come è andato l'allenamento sul lungo periodo.*
   Ciò vi sarà molto utile per capire ciò che ha funzionato e ciò che non ha funzionato. In questo modo potrete pianificare proficuamente il mese successivo.

4. *Tenere alta la motivazione:*
Guardandovi indietro vedrete tutta la strada che avete percorso e i risultati che avete raggiunto. Non c'è soddisfazione più grande che andare a vedere il livello che si aveva anche solo 3-4 mesi prima e paragonarlo ai risultati che avrete ottenuto.
In altre parole: è un modo per mettere nero su bianco i vostri progressi e sventolarli a voi stessi nei momenti di stallo come stimolo ad andare avanti.

Quindi cosa scrivere precisamente sul vostro diario di allenamento?

- *Il vostro peso.*
  Le trasformazioni fisiche si misurano in chili persi o acquisiti. Che il vostro obiettivo sia mettere massa o perdere chili di troppo, la bilancia sarà la vostra migliore alleata per verificare i vostri progressi in modo inequivocabile. Pesatevi ogni giorno sempre alla stessa ora per poter avere un dato utile per il paragone, possibilmente la mattina a stomaco vuoto.

- *Il vostro livello di allenamento.*
  Si potrebbe pensare di bypassare questo punto utilizzando semplicemente le schede di allenamento come indicatore dei progressi. In realtà sarà difficile che riuscirete a completare per intero la scheda a voi assegnata se fate bodybuilding (una scheda che si conclude troppo facilmente non è allenante), così come nel caso del *running*, sarà difficile che starete sotto al vostro tempo target: un allenamento efficace, infatti, non dovrebbe essere accomodante, ma dovrebbe spingervi ad andare oltre voi stessi allenamento dopo allenamento.
  A seconda dello sport che praticate, appuntatevi quali sono stati gli esercizi che siete o non siete riusciti a completare e la vostra prestazione in rapporto ai parametri di allenamento previsti. Ciò vi permetterà di avere traccia dei punti deboli

sui quali concentrarvi maggiormente gli allenamenti successivi.

- *Le misure del vostro corpo.*
  Non c'è niente di più sincero del brutale metro da sarta per misurare il vostro giro vita, la circonferenza del vostro bicipite, la larghezza del vostro petto o il giro coscia. Misuratevi almeno una volta al mese per poter avere un riscontro effettivo dei risultati del vostro allenamento e il vostro percorso di dieta scoprendo così in modo preciso quali sono i vostri punti carenti e dove invece state andando forte. In particolare, in caso di definizione muscolare, dovreste riscontrare una riduzione delle masse adipose e un mantenimento/crescita delle masse muscolari. Tipicamente è possibile verificare per gli uomini il dimagrimento misurando la circonferenza della pancia, mentre per le donne i fianchi. La circonferenza degli arti e del petto, invece, può dare un riscontro sulla crescita muscolare.

- *La vostra alimentazione.*
  Un aspetto fondamentale dell'allenamento è senz'altro l'alimentazione. Tenete traccia delle calorie giornaliere che dovete assumere in modo da potervi regolare nell'arco della settimana e recuperare gli eventuali sgarri. Vedremo in seguito in maggior dettaglio questo aspetto.

Trovate tutto ciò troppo ossessivo? È proprio questo il punto! Uno sportivo professionista mantiene sotto strettissima sorveglianza la sua performance e la sua alimentazione. È vero che probabilmente non vi state preparando per andare alle olimpiadi, ma assumere un pizzico di *'"ossessività virtuosa"* è senza dubbio il modo più rapido ed efficace per ottenere fin da subito risultati concreti.

La dieta come stile di vita e non più come costrizione

Il vostro obiettivo dovrebbe essere quello di arrivare a preferire in modo naturale un tipo di alimentazione sana, senza che questa risulti una costrizione.

Impossibile? Forse in principio, dopo un po' di tempo verrà automatico, ne sentirete letteralmente il bisogno! All'inizio del vostro percorso, inevitabilmente, il vostro corpo percepirà la dieta come una costrizione: chi è abituato ad assumere molti carboidrati e alimenti zuccherati, sotto nuovo regime ipocalorico accuserà attacchi di fame tipici di quando il sangue si svuota dagli zuccheri. In caso invece di dieta ipercalorica per massa, chi è abituato a mangiare poco si potrebbe trovare in difficoltà ad aumentare le calorie e accusare immediatamente il senso di pienezza.

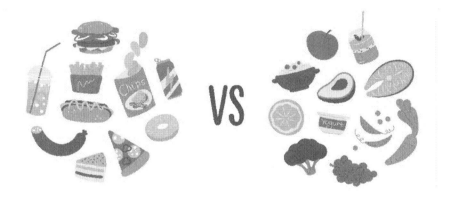

Più in generale, una dieta sportiva deve prediligere alimenti ricchi di macro e micronutrienti. Le esigenze nutrizionali di uno sportivo sono maggiori rispetto a quelle di una persona sedentaria e le calorie a disposizione non sono infinite, per questo si dovrà necessariamente fare economia ed eliminare gli alimenti carichi di calorie ma poveri di nutrienti, ovvero il così detto *"junk food"*.

E se le ragioni estetiche e performative non dovessero bastare, considerate che c'è in conto la vostra salute! Sostituire cibo poco nutriente con una dieta sana ed equilibrata migliora innanzitutto la vostra salute e il vostro benessere generale.

Un'alimentazione sana vi garantisce infatti:

- maggiori energie
- riduzione dei gonfiori addominali
- prevenzione di malattie di natura cardio-vascolare
- prevenzione del diabete
- prevenzione del colon irritabile

Se rimarrete immersi in questo mondo, sgarrerete il minimo e farete esercizio fisico quotidianamente, arriverete dopo qualche tempo ad assorbire e fare vostro questo nuovo stile di vita. Si creerà la situazione per la quale sarà il vostro stesso corpo, ormai istruito, a chiedere di essere trattato con riguardo.

Questo non è solamente un effetto psicologico-comportamentale: il vostro corpo, liberato da tutte le tossine, dai gonfiori, dagli zuccheri e i grassi saturi in eccesso acquisirà una rinnovata sensibilità per ciò che vi introducete e finirà lui stesso per "chiedervi" di cenare con una bella insalatona anziché con quel menù kebab tanto gustoso quanto deleterio per la vostra salute.

Non vi preoccupate, nella dieta che troverete in questo libro sono previsti anche degli "sgarri controllati". La prima regola perché una dieta funzioni, infatti, è che non sia troppo restrittiva! Pizza, Hamburger e kebab sicuramente non saranno gli alimenti principali che troverete nel menù, ma non è neanche detto che li dobbiate eliminare del tutto, è sufficiente calcolarli nel bilancio calorico!

Direi che abbiamo parlato abbastanza di come prepararvi a questo nuovo percorso. Era una premessa necessaria affinché la vostra dieta acquisisse la più alta possibilità di successo. Partire in quarta con calorie e macronutrienti senza tenere conto dell'aspetto motivazionale sarebbe un grave errore e rischierebbe di compromettere la buona riuscita dei vostri risultati, questo perché le diete sono seguite da persone in carne ed ossa, ognuna con la sua vita e le sue difficoltà.

Parte 3
I Macronutrienti

Carboidrati – 24
Proteine – 33
Grassi – 43

3.1 I Carboidrati

I carboidrati sono una classe di nutrienti presenti in molti alimenti, tra cui cereali, frutta, verdura, legumi e zuccheri aggiunti come il glucosio o il saccarosio. Sono composti principalmente da carbonio, idrogeno e ossigeno.

I carboidrati vengono divisi in base alla loro struttura in tre categorie principali:

- zuccheri semplici: Gli zuccheri semplici, anche detti monosaccaridi, sono costituiti da una sola molecola di zucchero. I due zuccheri semplici più comuni sono il glucosio e il fruttosio.

- zuccheri complessi: Gli zuccheri complessi, noti anche come polisaccaridi, sono costituiti da molte molecole di zucchero legate tra loro. Il pane, la pasta, il riso, le patate e i cereali sono esempi di alimenti ricchi di zuccheri complessi.

- Fibre: Le fibre sono un tipo di carboidrato che il nostro corpo non è in grado di assimilare completamente. Le fibre aiutano a mantenere la regolarità intestinale e possono anche contribuire a ridurre il rischio di malattie croniche come le malattie cardiache e il diabete.

I carboidrati sono una fonte importante di energia per il nostro corpo, specialmente per lo sportivo che necessita di una maggior quantità di energia rispetto alla persona sedentaria. Durante l'esercizio fisico, i carboidrati sono il nutriente che viene maggiormente coinvolto e utilizzato come carburante per l'attività aerobica e anaerobica.

Il corpo ricava energia dai carboidrati e dai grassi attraverso due distinti processi metabolici: i carboidrati attraverso la glicolisi mentre i grassi attraverso la beta ossidazione.

La glicolisi è un processo metabolico che converte i carboidrati, sotto forma di glucosio, in energia. Durante la glicolisi, il glucosio viene scomposto in due molecole che vengono poi convertite in energia (ATP). Questo processo può avvenire con o senza ossigeno ed è chiamato rispettivamente glicolisi aerobica e anaerobica.

La glicolisi anaerobica si verifica in assenza di ossigeno e produce ATP molto rapidamente ma con una produzione di energia limitata. Questa procedura viene utilizzata per sforzi ad alta intensità e che si esauriscono in un breve lasso di tempo, come lo sprint o il sollevamento pesi.

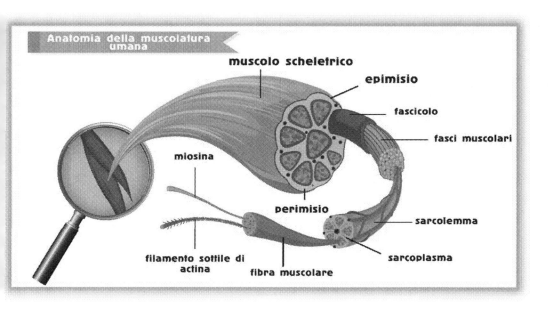

La glicolisi aerobica avviene in presenza di ossigeno e produce ATP più lentamente, ma con una resa energetica molto maggiore rispetto alla glicolisi anaerobica. Questo processo è utilizzato in sforzi di intensità media e di lunga durata, come il jogging o il ciclismo.

La beta-ossidazione è il processo metabolico che converte i grassi, sotto forma di acidi grassi, in energia. Durante la beta-ossidazione, gli acidi grassi vengono spezzati in molecole più piccole chiamate acidi grassi liberi, che vengono poi convertiti in energia sotto forma di ATP.

La beta-ossidazione è un processo aerobico, e richiede l'ossigeno per produrre energia. Questo processo produce ATP a una velocità più lenta rispetto alla glicolisi aerobica, ma ha una resa energetica molto più alta. La beta-ossidazione è la principale fonte di energia per lo sportivo che esegue sforzi di lunga durata ma a bassa intensità, come la maratona o il triathlon.

In generale, il corpo trae energia dai carboidrati più rapidamente rispetto ai grassi, ma i grassi producono una maggiore quantità di energia per unità di peso. La scelta del substrato energetico dipende dalla durata e dall'intensità dell'attività fisica e dalle riserve di carboidrati e grassi disponibili nel corpo.

Per gli sportivi è importante includere nella dieta una quantità adeguata di carboidrati, poiché questi sono una fonte di energia rapida e immediata. Una dieta povera di carboidrati può portare a una riduzione delle prestazioni atletiche e ad una maggiore fatica durante l'esercizio fisico.

Inoltre, i carboidrati aiutano a ripristinare le riserve di glicogeno nei muscoli dopo l'esercizio fisico, il che aiuta a prevenire la stanchezza e migliorare la ripresa muscolare.

È importante prestare attenzione al tipo di carboidrati da includere nella dieta. La scelta dovrebbe cadere su carboidrati complessi e alimenti ad alto contenuto di fibre come cereali integrali, frutta e verdura, in quanto questi alimenti forniscono una fonte più lenta e costante di energia rispetto ai carboidrati semplici come i dolci e i cibi altamente processati.

Rispetto ad altri alimenti che contengono più carboidrati, come i cereali e la frutta, la verdura ha un basso contenuto di carboidrati, ma in compenso è particolarmente ricca di vitamine antiossidanti. Questi antiossidanti sono molto utili per la salute generale del corpo e sono in grado di eliminare i radicali liberi nocivi che entrano e si accumulano nel nostro corpo dall'ambiente (inquinamento, fumo), dagli alimenti che mangiamo e dall'aumento dell'assunzione di ossigeno durante l'esercizio fisico.

Quanti carboidrati assumere

Una gestione ottimizzata delle riserve di carboidrati vi permetterà di migliorare sensibilmente la prestazione e di prevenire cali di energia.

È bene considerare che i carboidrati in eccesso, la cui energia non viene utilizzata direttamente per il mantenimento delle funzioni vitali, vengono immagazzinati sotto forma di glicogeno nei muscoli e nel fegato e sotto forma di depositi di grasso, mentre una piccola quantità viene trattenuta nel cervello sotto forma di glucosio. Pur trattandosi di sole 7 – 8 kcal circa, questa piccola fonte di energia è però importante per mantenere delle funzioni cerebrali ottimali.

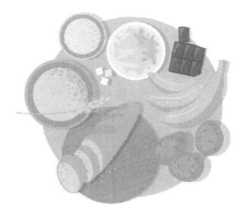

Come gestisce il nostro corpo queste riserve di energie?
Consideriamo un uomo di 78 – 80 kg. In media le calorie immagazzinate nei muscoli si aggirano intorno alle 1500 – 1600 kcal mentre le calorie epatiche (le calorie immagazzinate nel fegato) equivalgono a circa 400kcal. La quantità di glucosio nel sangue invece è minima, utile a svolgere poco più della semplice sussistenza

fisiologica, tanto che bastano pochi secondi di attività fisica per consumare queste calorie.

Il glicogeno nel muscolo invece garantisce una prestazione ottimale per 30 – 40 minuti di allenamento ad alta intensità, e fino a 2 ore di allenamento continuato in combinazione con il glicogeno epatico. In ogni caso, la prestazione rimane soddisfacente fino a che le riserve di glicogeno non si svuotano a causa di intensità e lunghezza dello sforzo.

Il recupero

Il recupero muscolare dall'allenamento è un processo complesso che coinvolge diversi fattori, tra cui la riparazione del tessuto muscolare danneggiato, la rimozione di sostanze metaboliche accumulate durante l'esercizio fisico e la ricostituzione delle riserve energetiche.

l'esercizio fisico, come abbiamo visto, le riserve di glicogeno nei muscoli vengono utilizzate per produrre energia. Dopo l'allenamento, è importante ricostituire queste riserve per garantire la disponibilità di energia per il prossimo allenamento. Una finestra di 2 ore dopo l'esercizio fisico è considerata il momento ideale per ricostituire le riserve di glicogeno.

Durante questa finestra di tempo, il muscolo è particolarmente sensibile all'insulina, un ormone che regola i livelli di zucchero nel sangue e che favorisce l'assorbimento del glucosio nelle cellule muscolari. L'assunzione di carboidrati durante questa finestra di tempo può quindi aumentare l'assorbimento del glucosio nei muscoli e favorire la ricostituzione delle riserve di glicogeno. Al termine delle due ore, il muscolo torna ai normali livelli di assorbimento energetico.

Alcuni studi (Costill e Miller 1980) hanno evidenziato come una corretta assunzione di carboidrati nel periodo di recupero tra un allenamento e l'altro sia fondamentale per mantenere alta la prestazione. In particolare, si è visto che per mantenere la performance su 3 giorni di un allenamento di corsa da 2 ore (circa 15km) fosse necessario assumere fino al 70% di carboidrati sul totale delle calorie giornaliere. Mentre percentuali più basse: 40% - 50%, non si sono rivelate adeguate per riempire nuovamente le riserve di glicogeno e ottenere il picco di prestazione.

Ciò si traduce in assunzioni durante il periodo di riposo di 24 ore di circa 0,8 – 1,0 g di carboidrati /Kg corporeo ogni due ore con picchi di 1,5g /kg durante la finestra di due ore post-allenamento. (Reilly e Ekblom, 2005) In totale in una giornata si possono così raggiungere fino a 7 – 8g /kg di carboidrati in caso di allenamenti molto intensi.

Castell et al (2010) riassume il fabbisogno di carboidrati giornaliero come segue:

> **3-5 g/kg di peso corporeo al giorno: atleti con programma di allenamento leggero.**

> **5-7 g/kg di peso corporeo al giorno: atleti con un programma di allenamento moderato (1-1,5 h).**

> **7-12 g/kg di peso corporeo al giorno: 1-3 ore di esercizio ad intensità moderata o elevata.**

> **≥10-12 g/kg di peso corporeo/giorno: carico di esercizio estremo, 4-5 ore di esercizio da moderato ad ad alta intensità.**

Quali fonti di carboidrati scegliere

Un importante fattore da tenere inconsiderazione per la scelta dei carboidrati è il tasso glicemico. I carboidrati a basso contenuto glicemico hanno la caratteristica di venire assorbiti più lentamente dall'organismo, questo fa sì che lo zucchero nel sangue venga rilasciato gradualmente e non aumenti con i caratteristi picchi glicemici propri dei carboidrati ad alto indice glicemico.

Ciò garantisce alcuni vantaggi tra i quali:

- *Sazietà*: poiché i carboidrati a basso contenuto glicemico vengono digeriti e assorbiti più lentamente, forniscono una sensazione di sazietà più duratura rispetto ai carboidrati ad alto contenuto glicemico.
- *Controllo della glicemia*: i carboidrati a basso contenuto glicemico producono un graduale aumento dei livelli di zucchero nel sangue, il che significa che sono meno suscettibili a causare picchi di zucchero, ciò è importante per le persone con diabete o altre condizioni di salute precaria.
- *Energia a lungo termine*: poiché i carboidrati a basso contenuto glicemico vengono digeriti e assorbiti più lentamente, forniscono energia in modo più graduale e costante rispetto ai carboidrati ad alto contenuto glicemico.

La gestione glicemica per lo sportivo

Per uno sportivo, l'apporto di carboidrati è fondamentale per garantire un'adeguata fonte di energia durante l'allenamento o la gara. Tuttavia, non tutti i carboidrati sono uguali e la scelta tra quelli ad alto contenuto glicemico (IG) e quelli a basso contenuto glicemico può fare la differenza nelle prestazioni e nel recupero muscolare.

I carboidrati a basso IG, come frutta, verdura, cereali integrali, yogurt e legumi vengono digeriti e assorbiti lentamente, mantenendo in questo modo i livelli di zucchero nel sangue stabili e fornendo una fonte di energia sostenuta nel tempo. Sono quindi ideali per lo sportivo come pre-workout per mantenere un buon livello di prestazione, e durante il recupero muscolare dopo l'esercizio fisico, poiché aiutano a rifornire le riserve di glicogeno muscolare e migliorare la riparazione dei tessuti muscolari danneggiati dall'allenamento.

Carboidrati a basso indice glicemico

Arance mele pere pesche prugne pompelmo pere ciliege
Ceci fagioli lenticchie hummus pistacchi anacardi nocciole
Patate dolci
Soia
mais   orzo
Yogurt   latte
Arachidi nocciole noci

Carboidrati a indice glicemico medio

Miele
riso basmati   farine integrali   couscous
banane uva fichi secchi mango kiwi ananas pesche
papaya
pane di segale   pane di grano saraceno   pane integrale
patate
pasta integrale o grano duro   avena segale   mais
succo di arancia   succo di pompelmo

Carboidrati a indice glicemico alto

Zucchero di canna e bianco
riso bianco pane pianco biscotti cornflakes gallette di riso crackers
patate al forno
anguria melone
bibite gassate
gatorade
zucca bollita
porridge

I carboidrati ad alto IG, come, pane bianco, riso bianco, patate, vengono invece rapidamente digeriti e assorbiti, portando a un rapido aumento dei livelli di zucchero nel sangue. Rappresentano quindi un pasto ideale post allenamento per recuperare tempestivamente buoni livelli di energia. Fonti di carboidrati zuccherine come barrette, gel e bevande energetiche rappresentano uno spuntino ideale per gli atleti durante l'esercizio fisico prolungato o ad alta intensità, quando le scorte di glicogeno muscolare ed epatico si esauriscono. Assumere alimenti ad alto contenuto glicemico in queste circostanze garantirà un apporto immediato di zuccheri nel sangue e quindi energie spendibili immediatamente per sostenere l'intensità di prestazione.

Il carico di carboidrati

Fare un carico di carboidrati prima della gara o di un allenamento può migliorare la prestazione durante l'attività fisica. I carboidrati sono la principale fonte di energia utilizzata dal corpo durante l'attività fisica ad alta intensità; quindi, assumere carboidrati prima dell'allenamento può aiutare a mantenere un buon livello prestazionale più a lungo.

Quanti carboidrati assumere?

La quantità di carboidrati da assumere nel periodo precedente alla prestazione varia a seconda del peso del soggetto e l'intervallo di tempo tra l'assunzione e l'inizio della performance.

In genere, il carico di carboidrati dovrebbe ammontare a circa 1g/1,5g per kg di peso corporeo + 1 g per ogni ora aggiuntiva di intervallo. (Coleman, 2006). Quindi se il carico di carboidrati avviene 2 ore prima della gara/allenamento target il carico ammonterà a 2g-2,5g/kg.

In caso di performance particolarmente intensa e prolungata, si può arrivare fino a 4g/kg assunti nelle 4 ore precedenti alla competizione.

Importante considerare che alcuni soggetti possono accusare fastidi o incapacità a gestire simili carichi di carboidrati, per questo è sempre consigliabile testare questi protocolli prima di utilizzarli per gare o allenamenti con obiettivi specifici.

Per quanto riguarda le fonti di carboidrati, si consiglia di scegliere carboidrati complessi a basso indice glicemico, come cereali integrali, frutta, verdura e legumi. Questi alimenti forniscono una fonte di energia a lunga durata e aiutano a mantenere stabile il livello di zucchero nel sangue durante l'attività fisica. Inoltre, si consiglia di evitare cibi ad alto contenuto di grassi e proteine prima dell'allenamento, poiché questi alimenti richiedono più tempo per essere digeriti e possono causare una sensazione di pesantezza nello stomaco durante l'attività fisica.

Per esempio, un individuo di 70 kg potrebbe consumare da 70 a 140g di carboidrati un'ora prima dell'allenamento. Questa quantità può essere ottenuta consumando una banana e una tazza di fiocchi d'avena, oppure due fette di pane integrale con una porzione di hummus e una porzione di carote.

3.2 PROTEINE

Fin dal tempo degli antichi greci, le proteine sono divinizzate dagli sportivi come il nutriente in grado di fare la differenza in termini di prestazioni e di crescita muscolare. Ciò è vero solo in parte. Un dosaggio adeguato di proteine è sicuramente un'arma in più che l'atleta può usare in suo favore, ma ciò non basta a determinare un'alimentazione adeguata. Si può anzi sostenere con tranquillità che un adeguato apporto proteico risulta efficace solamente se accompagnato da un adeguato apporto calorico dato dai carboidrati e dai grassi.

Ma qual è la funzione delle proteine?

Possiamo distinguere diversi tipi di proteine a seconda della loro funzione:

1. Proteine strutturali: Queste proteine forniscono supporto e struttura alle cellule, tessuti e organi. Ad esempio, la cheratina costituisce i capelli, le unghie e la pelle.
2. Proteine enzimatiche: Queste proteine accelerano le reazioni chimiche all'interno del corpo agendo come catalizzatori. Ad esempio, la lipasi è un enzima che scompone i grassi in molecole più piccole.
3. Proteine di trasporto: Queste proteine trasportano molecole attraverso le membrane cellulari o attraverso il sangue. Ad esempio, l'emoglobina trasporta l'ossigeno dai polmoni ai tessuti del corpo.
4. Proteine ormonali: Queste proteine regolano l'attività cellulare attraverso la segnalazione tra le cellule. Ad esempio, l'insulina regola i livelli di zucchero nel sangue.
5. Proteine immunitarie: Queste proteine combattono le infezioni e le malattie. Ad esempio, gli anticorpi riconoscono e attaccano gli agenti patogeni.
6. Proteine di deposito: Queste proteine immagazzinano nutrienti come i minerali nel tessuto osseo. Ad esempio, l'osteocalcina è una proteina che lega il calcio nelle ossa.

A livello energetico, le proteine apportano 4kcal/g contribuendo all'incirca per il 5-15% al dispendio energetico totale in condizione di riposo. Pur essendo carboidrati e grassi le fonti energetiche principali a livello fisiologico, le proteine diventano una fonte di carburante extra in caso di sforzo fisico prolungato.

Ma la funzione fondamentale che svolgono le proteine per l'atleta è la loro capacità di mantenere, riparare ed incrementare le fibre muscolari, ovvero la massa magra.

Quante proteine assumere

La scienza della nutrizione è concorde nell'affermare che chi svolge attività sportiva necessita di un apporto proteico giornaliero maggiore rispetto a un soggetto sedentario. L'apporto proteico però deve essere in ogni caso inserito in un contesto di adeguato apporto calorico dato da carboidrati e grassi affinché le proteine possano svolgere la loro funzione.

Quante sono dunque le proteine che dovrebbe assumere lo sportivo?

Consideriamo innanzitutto che l'assunzione proteica media nei paesi occidentali, a causa della diseducazione alimentare e cattive abitudini è al disotto degli standard identificati dalla scienza, anche per persone che non svolgono attività sportiva. L'Institue of Medicine nel 2002 ha stabilito che la quantità media giornaliera di proteine che

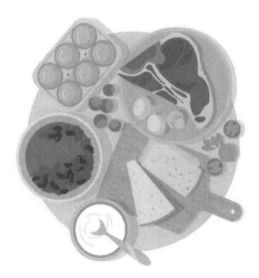

un adulto sedentario dovrebbe assumere è di circa 0,8g/kg, apporto che può essere disatteso in diete sbilanciate. Ciò può avvenire facilmente con un eccesso di carboidrati in regimi alimentari come la dieta mediterranea e un eccesso di lipidi in diete come quella anglosassone.

Il vostro primo obiettivo, quindi, dovrebbe essere quello di assicurarvi di raggiungere questo apporto proteico minimo. Il passo successivo consiste nello stabilire la quantità di proteine che vi permette di ottenere tutti i benefici specifici per l'allenamento.

Non è stato identificato un apporto univoco di proteine ottimale per tutti. Come ogni aspetto della nutrizione umana, è solo l'esperienza personale sul campo che può confermare o adattare i parametri forniti in linea generale.

Generalmente, un atleta di resistenza dovrebbe assumere dalle 1,2g alle 2g /kg di proteine al giorno a seconda della durata e lo sforzo fisico richiesto: da 1,2g a 1,4 per sport di resistenza standard, ciò si traduce in una percentuale sul totale delle calorie che va dal 10% e il 15% , carboidrati 60% e 70% grassi. Dal 15% - 30%, ovvero fino a 2g/kg solo per sport di ultra-endurance. Per quanto riguarda gli sport di potenza invece la quantità raccomandata va da 1,4g a 1,7g/kg (American Dietetic Association, Dietitians of Canada, and the American College of Sports Medicine, 2000) e quindi una suddivisione che prevede dal 15% al 20% di proteine, 50% - 60% di carboidrati e il rimanente 20% - 35% in grassi.

Naturalmente queste indicazioni, oltre a poter differire da atleta ad atleta, possono necessitare di modifiche a seconda del particolare protocollo di allenamento che gli atleti di resistenza e potenza si trovano ad affrontare in determinati periodi. Per esempio, in fasi di riduzione energetica o addirittura deficit energetico, è raccomandabile alzare la quantità di proteine. Vedremo in seguito questo argomento nello specifico.

Proteine e ipertrofia muscolare

Le proteine svolgono un ruolo fondamentale nell'ipertrofia muscolare. Durante l'esercizio fisico intenso, le fibre muscolari subiscono microlesioni che richiedono la sintesi di nuove proteine per riparare e ricostruire il tessuto muscolare.

Inoltre, l'aumento dell'assunzione di proteine alimentari può aiutare a migliorare l'equilibrio proteico muscolare, ovvero il rapporto tra sintesi e degradazione delle proteine muscolari. In questo modo, l'organismo è in grado di costruire nuovi tessuti muscolari e riparare quelli danneggiati, portando all'ipertrofia muscolare.

Detto questo, l'attenzione che da anni si è costruita intorno alle proteine, complici i venditori di integratori, ha creato veri e propri miti da spogliatoio che poco hanno a che fare con la realtà.

La quantità di proteine necessarie per ottenere il massimo di sintesi proteica muscolare nello sportivo dipende da diversi fattori, tra cui l'intensità e la durata dell'attività fisica, il livello di allenamento dell'atleta, l'età e il sesso. Come abbiamo già visto gli esperti di nutrizione raccomandano un'assunzione di proteine non superiore ai 2,0 grammi per chilogrammo di peso corporeo al giorno anche per atleti che si allenano intensamente. Ad esempio, un atleta di 75 kg dovrebbe assumere da 90 a 150 grammi di proteine al giorno per ottenere il massimo di sintesi muscolare.

Per Bodybuilder avanzati non è stata rilevata la necessità di proteine aggiuntive nonostante l'elevato consumo di proteine a livello fisiologico e l'elevato dispendio energetico, anche oltre le 6000kcal al giorno. Per i Bodybuilder avanzati di sesso maschile con grandi masse muscolari è stato rilevato un fabbisogno proteico doppio rispetto a quello dell'uomo sedentario, intorno alle 2,1g/kg fino a un massimo di 2,5/kg (Fern E.B, Bielinski 1991) mentre per le donne in casi eccezionali anche tre volte superiore, fino a 2,8g/kg (Kleiner et al. 1990).

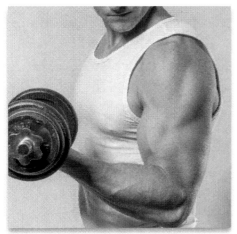

Per questo motivo, il ricorso ad uso di integratori proteici dovrebbe essere valutato solo a seguito di un'attenta analisi della situazione nutrizionale del soggetto onde a evitare sovradosaggi: se attraverso l'alimentazione si raggiunge già un adeguato apporto proteico, non è necessario aggiungere proteine attraverso integratori.

Anziché puntare ad assumere smodate quantità di proteine, se l'obiettivo dell'atleta è massimizzare ulteriormente la crescita muscolare, la concentrazione dovrebbe essere posta sul timing di assunzione degli alimenti, la qualità delle fonti proteiche e la co-ingestione con altri alimenti. (Tipton and Wolfe, 2004). Un dosaggio più elevato di proteine di quello sopraindicato può rendersi necessario in caso di deficit calorico, analizzeremo questo caso nel dettaglio in seguito.

La finestra Anabolica

L'esercizio fisico intenso richiede da parte del corpo uno sforzo considerevole. Per far fronte alla prestazione muscolare, il corpo utilizza carboidrati, grassi e le proteine come fonti di energia. In particolare, le proteine muscolari possono essere distrutte per ottenere aminoacidi da utilizzare come energia durante l'esercizio. L'utilizzo e la degradazione di questi tessuti è chiamato stato catabolico.

Abbiamo già visto come assumere generose quantità di carboidrati immediatamente dopo l'esercizio fisico permette di sfruttare lo stato di eccezionale ricettività delle cellule e quindi di riempire velocemente le riserve di glucosio promuovendo un recupero rapido.

Anche per quanto riguarda la crescita muscolare, la finestra di tempo di maggiore ricettività va dai 60 ai 120 minuti immediatamente dopo l'esercizio fisico intenso. Questo periodo è chiamato finestra anabolica.

Durante la finestra anabolica, i muscoli utilizzano le proteine per riparare e ricostruire le fibre muscolari danneggiate durante l'esercizio fisico e per promuovere la crescita muscolare attraverso un processo noto come sintesi proteica muscolare.

Quando si assume una quantità adeguata di proteine durante la finestra anabolica, il corpo attiva la sintesi proteica muscolare, che consiste nell'utilizzare gli amminoacidi (i mattoni costituenti delle proteine) per sintetizzare nuove proteine muscolari. Questo processo avviene attraverso la combinazione di amminoacidi in catene polipeptidiche, che vengono poi piegate in specifiche conformazioni tridimensionali per formare proteine funzionali.

In particolare, gli amminoacidi a catena ramificata (BCAA), come la leucina, la valina e l'isoleucina, sono particolarmente importanti per la sintesi proteica muscolare. La leucina, in particolare, attiva un enzima chiamato mTOR (mammalian Target of Rapamycin), che a sua volta attiva la sintesi proteica muscolare.

Inoltre, durante la finestra anabolica, l'insulina viene rilasciata dal pancreas in risposta all'assunzione di carboidrati e proteine, e questo ormone aiuta a favorire la sintesi proteica muscolare e la crescita muscolare.

Per sfruttare al meglio la finestra anabolica, gli atleti possono consumare una combinazione di proteine e carboidrati subito dopo l'esercizio fisico, in questo modo verrà massimizzata la sintesi proteica muscolare. Ad esempio, un mix la cui efficacia è stata testata nel post-allenamento consiste in 17,5g di proteine del siero del latte, 4,9g di aminoacidi e 77,4g di carboidrati. Tale mix è stato rilevato essere in grado di stimolare la sintesi proteica muscolare più efficacemente rispetto ad un'assunzione di soli carboidrati o sole proteine (Børsheim et al (2004).

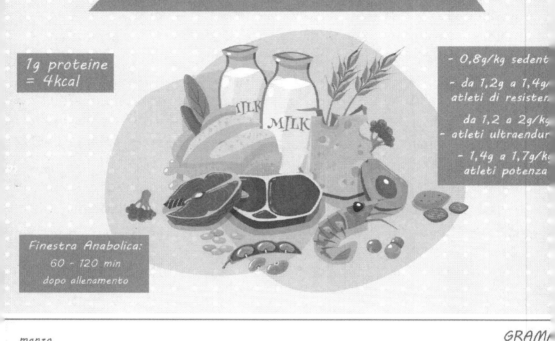

INFOGRAFICA PROTEINE

1g proteine = 4kcal

Finestra Anabolica:
60 - 120 min
dopo allenamento

- 0,8g/kg sedent[ari]
- da 1,2g a 1,4g/[kg] atleti di resisten[za]
- da 1,2 a 2g/kg atleti ultraendur[ance]
- 1,4g a 1,7g/k[g] atleti potenza

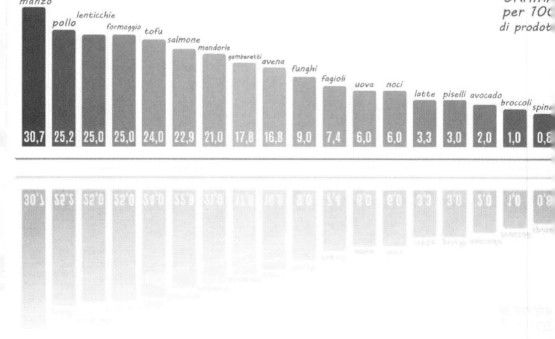

GRAM[MI] per 10[0g] di prodot[to]

manzo	pollo	lenticchie	formaggio	tofu	salmone	mandorle	gamberetti	avena	funghi	fagioli	uova	noci	latte	piselli	avocado	broccoli	spin[aci]
30,7	25,2	25,0	25,0	24,0	22,9	21,0	17,8	16,8	9,0	7,4	6,0	6,0	3,3	3,0	2,0	1,0	0,8

La Qualità proteica

Un ultimo fattore da tenere in considerazione per massimizzare i benefici derivati all'assunzione proteica è la qualità delle proteine stesse.

La qualità proteica è data dalla quantità e la qualità degli amminoacidi che la compongono. Maggiormente una proteina è carica di amminoacidi buoni, migliore sarà la capacità di svolgere le sue funzioni. Proteine complete di questo tipo sono contenute negli alimenti di origine animale, come la carne, il pesce, le uova e i latticini. Queste proteine sono considerate di alta qualità poiché contengono tutti gli amminoacidi essenziali in quantità sufficiente e con un'alta biodisponibilità (cioè il corpo è in grado di assorbirle e utilizzarle facilmente). Gli aminoacidi indispensabili sono la lisina, la treonina e gli aminoacidi a base di zolfo, come la cisteina e la metionina. Se l'apporto di questi aminoacidi specifici è ristretto, il rischio è di entrare in deficit proteico. (Marie Dunford, J. Andrew Doyle, 2007)

Le proteine di origine vegetale, come i legumi, i cereali e le verdure, possono essere carenti di alcuni amminoacidi essenziali o possono avere una biodisponibilità inferiore rispetto alle proteine di origine animale. Tuttavia, è possibile combinare alimenti vegetali diversi per ottenere una composizione completa di amminoacidi essenziali, ad esempio combinando legumi e cereali.

Alcuni alimenti proteici, come il siero del latte e la caseina, sono particolarmente adatti per la sintesi proteica muscolare poiché sono ricchi di amminoacidi a catena ramificata (BCAA), come la leucina, importanti per attivare la sintesi proteica muscolare.

Per facilitare la distinzione tra i vari alimenti, è stata stilata una classifica delle proteine in base alla loro qualità:

valori proteici per alimento	
Uova (albume) e proteine del siero del latte	100
Latte di mucca	93
Carne, pesce, prodotti caseari	75
Soia	74
mais	72
grano	44

(Robinson et al (1986)

La classifica è stata stilata prendendo come esempio di qualità massima la proteina dell'uovo, che gode della massima capacità di essere assorbita e così via discendendo fino ad arrivare alle proteine del mais e del grano. Bisogna tenere in considerazione che sotto a un valore di 70, la qualità della proteina non permette una crescita muscolare e potrà servire al massimo a un mantenimento delle fibre. È bene puntualizzare che le fonti proteiche sopra il 70 possono supportare la crescita solamente se l'apporto proteico giornaliero viene rispettato così come il surplus calorico e il corretto apporto degli altri macronutrienti.

L'obbiettivo finale dovrebbe essere adottare una dieta equilibrata che includa una combinazione di fonti proteiche di alta qualità, sia di origine animale che vegetale, in modo da includere tutti gli amminoacidi essenziali necessari per il normale funzionamento del corpo umano e per la crescita muscolare.

Le proteine per i vegetariani

Nel caso di atleti vegetariani, esistono diverse opzioni per assicurarsi di combinare adeguatamente le proteine e massimizzare la sintesi proteica. La chiave sta nel variare il più possibile le fonti proteiche in modo da ottenere tutti gli amminoacidi essenziali utili a un efficiente funzionamento fisiologico.

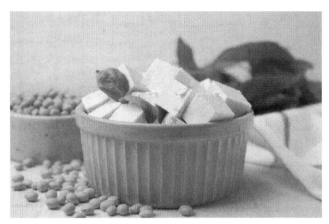

Ecco alcuni suggerimenti:

Incorpora fonti proteiche diverse: Poiché le proteine si trovano in molti alimenti di origine vegetale, è importante incorporare fonti diverse nella propria dieta, come legumi (fagioli, lenticchie, ceci), cereali integrali (riso integrale, quinoa, farro), semi (chia, lino, girasole) e noci (mandorle, noci, anacardi). Ognuno di questi gruppi di alimenti fornisce una combinazione unica di amminoacidi.

Combina legumi e cereali: legumi e cereali assunti insieme durante un pasto forniscono tutti gli amminoacidi essenziali necessari per una sintesi proteica completa. Come ad esempio pasta e fagioli, riso integrale o quinoa e lenticchie. Inoltre, queste combinazioni forniscono un apporto equilibrato di proteine e carboidrati, rendendo il pasto più saziante e nutriente.

Consuma alimenti a base di soia: La soia è una fonte di proteine completa ed è quindi un'ottima scelta per i vegetariani. Ci sono molti alimenti fatti con la soia, come tofu, tempeh e latte di soia. Questi alimenti sono anche versatili e possono essere utilizzati in una varietà di ricette, come sostituti della carne o come ingredienti principali in insalate o piatti a base di verdure.

Consuma fonti proteiche in quantità sufficienti: Come abbiamo visto, la quantità di proteine ottimale dipende dall'età, dal sesso, dal livello di attività fisica e dalle esigenze individuali. Tuttavia, i vegetariani possono doverne consumare un po' di più per assicurarsi di ottenere abbastanza amminoacidi essenziali. Ciò si può tradurre anche solo in 10g di proteine in più al giorno di buona qualità.

3.3 GRASSI

I grassi sono un macronutriente fondamentale per il corretto funzionamento del nostro organismo, in particolare per gli sportivi che necessitano di una grande quantità di energia per l'attività fisica. In questo capitolo esploreremo il ruolo dei grassi per lo sportivo, i diversi tipi di grassi e come vengono immagazzinati.

I grassi sono composti da tre molecole di acidi grassi legati ad una molecola di glicerolo. I diversi tipi di grassi si differenziano tra loro in base alla loro struttura molecolare. I grassi saturi, per esempio, hanno una struttura molecolare "piena" e sono generalmente solidi a temperatura ambiente. Questi grassi si trovano in alimenti come il burro, la carne rossa, il formaggio e l'olio di cocco. I grassi insaturi, invece, hanno una struttura molecolare "parziale" e sono generalmente liquidi a temperatura ambiente. Questi grassi si trovano in alimenti come l'olio d'oliva, l'avocado, le noci e il pesce. I grassi trans invece, sono un tipo di grasso insaturo che si trova principalmente in alimenti trasformati, come i prodotti da forno e gli alimenti fritti.

Per lo sportivo, è importante fare attenzione alla quantità e al tipo di grassi che consuma. I grassi saturi e trans possono aumentare il rischio di malattie cardiache e non rappresentano la fonte migliore di energia, che dovrebbe invece essere fornita dai grassi insaturi, come l'olio d'oliva, le noci e il pesce.

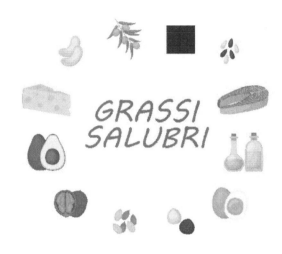

I grassi sono il macronutriente più efficiente in termini di conservazione dell'energia in quanto possono immagazzinare molte più calorie rispetto ai carboidrati e alle proteine. Infatti, mentre i carboidrati e le proteine possono immagazzinare circa 4 calorie per grammo, i grassi ne possono immagazzinare circa 9, ciò li rende una fonte energetica eccezionale a cui il corpo può ricorrere in caso di necessità. Quando ciò avviene, gli acidi grassi vengono rilasciati dal tessuto adiposo e trasportati ai mitocondri delle cellule dove vengono utilizzati per produrre energia attraverso il processo di ossidazione.

Ma come vengono immagazzinati i grassi?

Quando si consumano grassi, questi vengono immagazzinati nell'organismo sotto forma di depositi di grasso sottocutaneo, nel tessuto muscolare e nell'addome tra gli organi) e sotto forma di grasso essenziale, ovvero lipidi del midollo e lipidi del sistema nervoso centrale (Hayley Daries, 2012) Quando il corpo ha bisogno di energia, gli acidi grassi vengono rilasciati e utilizzati come combustibile.

la quantità di grasso immagazzinato nell'organismo può variare notevolmente seconda della dieta e dell'attività fisica. Gli sportivi che consumano una dieta ricca di grassi e non bruciano abbastanza calorie possono accumulare troppo grasso, il che può inficiare la prestazione atletica.

In generale, un atleta dovrebbe avere una percentuale di grasso corporea compresa tra l'8% e il 25%, mentre una donna adulta tra il 21% e il 36% salvo casi eccezionali rappresentati da alcuni tipi di sport. Percentuali più basse rappresentano un pericolo serio per la salute e un deterioramento delle capacità fisiche.

L'utilizzo dei grassi nell'attività sportiva

Mentre i carboidrati forniscono una fonte di energia rapida ed immediata e rappresentano la fonte ideale per sforzi ad alta intensità e breve durata come il bodybuilding, i grassi, invece, a causa della loro lunghezza di ossidazione che può richiedere anche 10 – 20 minuti rappresentano una fonte di energia a lungo termine, ideale per un'attività lunga e ad intensità moderata (Marie Dunford, J. Andrew Doyle, 2007). Per questo motivo, gli atleti che si impegnano in sport di resistenza, come la corsa o il ciclismo, spesso si affidano ai grassi come fonte primaria di energia.

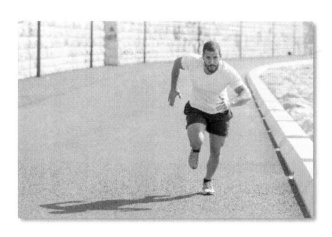

In una dieta a basso contenuto di carboidrati, il corpo entra in uno stato di chetosi dove i livelli di insulina diminuiscono e il corpo inizia a utilizzare i grassi come fonte di energia. Aumentando la dipendenza dai grassi è possibile risparmiare il glicogeno muscolare ed epatico e ritardare l'affaticamento legato all'indisponibilità energetica. In questo modo può aumentare la capacità di resistenza a sforzi a bassa intensità e prolungati poiché il grasso è una fonte di energia più stabile e duratura rispetto ai carboidrati che possono essere utilizzati rapidamente ma che si esauriscono velocemente. Per attivare questo processo gli atleti possono introdurre un adattamento metabolico introducendo una dieta ricca di grassi. In questo modo il metabolismo si adatterà al nuovo tipo di energia maggiormente a disposizione.

Onde a evitare problemi cardiaci, quando si sceglie una dieta di questo tipo, le fonti di grasso da prediligere sono quelle ricche di grassi insaturi di origine vegetale o ittica.

Quanti grassi assumere

Solitamente nelle diete sportive non viene indicata una quantità specifica di grassi da assumere giornalmente, come avviene invece per i carboidrati e le proteine. La quantità di grassi viene stabilita come conseguenza una volta calcolati gli altri due macronutrienti sul totale delle calorie a disposizione: una volta identificata la quantità di carboidrati e proteine specifiche di cui necessita l'atleta a seconda delle sue caratteristiche e dei suoi obiettivi, la rimanente parte dell'apporto calorico viene destinato ai grassi. Ciò si traduce in linea generale in una percentuale che può variare dal 20% al 35% e in una grammatura che si aggira intorno a 1g/kg. Gli atleti di resistenza possono arrivare anche a quantità maggiori fino a 2g/kg (Horvath, Eagen, Fisher et al., 2000) e gli ultra-endurance fino a 3g/kg. (Seebohar, 2005).

Una falsa credenza vuole che una dieta ricca di grassi faccia ingrassare. Ciò è falso in quanto anche i carboidrati e le proteine, se assunti in eccesso, si tramutano in depositi di grasso. È, infatti, l'eccesso calorico che causa l'aumento di peso e non il macronutriente in sé. Per questo motivo, paradossalmente anche una dieta low – fat può essere ipercalorica e ingrassante.

Vi è una tendenza diffusa nel mondo dello sport a adottare diete low-fat a prescindere dalla disciplina praticata e dall'obbiettivo. Una dieta low-fat può essere la soluzione adatta per alcuni sport come nel caso del Bodybuilding dove servono grandi quantità di carboidrati e proteine; in questo caso i grassi ricoprono un ruolo minore e finiscono necessariamente per essere messi da parte. La dieta diventa quindi per forza di necessità "low – fat". Un errore sarebbe adottare una dieta povera di grassi nel caso di sport di resistenza con la falsa convinzione che così facendo si possa ridurre la percentuale di grasso corporeo. Come abbiamo visto, i grassi permettono di risparmiare le riserve di glucosio muscolare, posticipando così il senso di stanchezza

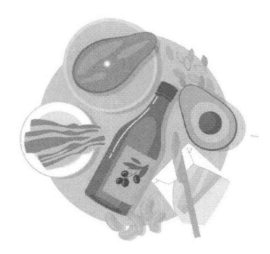

e affaticamento muscolare durante gli sforzi di lunga durata. Uno studio ha dimostrato che i fondisti da 30km e più, se alimentati con una dieta low – fat, sotto al 18%, conseguivano una prestazione decisamente peggiore rispetto ai colleghi alimentati con una dieta high-fat (Horvath, Eagen, Fisher et al., 2000).

Basse percentuali di grasso corporeo sono effettivamente un vantaggio per un maratoneta, in quanto significa avere letteralmente meno "massa inutile" ad appesantire la corsa. Una riduzione del grasso corporeo però si può conseguire solamente grazie al deficit calorico e non semplicemente con una riduzione dei grassi "alla cieca". Bisogna anzi prestare particolare attenzione a non abbassare di troppo l'apporto di grassi, un forte deficit calorico associato a un forte taglio di grassi, sotto al 0,8g/kg per lunghi periodi di tempo può porta, infatti, a uno stato di malnutrizione con conseguenti patologie.

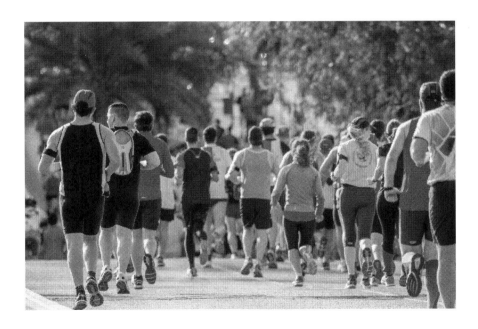

I MICRONUTRIENTI

DRATAZIONE – 49
SALI MINERALI – 51
VITAMINE – 54
INTEGRAZIONE – 59

4.1 L'IMPORTANZA DELL'IDRATAZIONE

L'acqua è una sostanza essenziale per il nostro organismo e svolge molte funzioni importanti per il nostro benessere come ad esempio:

Regolazione della temperatura corporea: l'acqua è fondamentale per il mantenimento della temperatura corporea, aiutando a dissipare il calore attraverso la sudorazione.
Idratazione: l'acqua è il principale costituente del corpo umano e svolge un ruolo vitale nel mantenimento dell'idratazione delle cellule del corpo.
Trasporto di sostanze: l'acqua aiuta il corpo a trasportare sostanze nutritive, ormoni e altre molecole essenziali a tutte le parti del corpo.
Lubrificazione delle articolazioni: l'acqua aiuta a mantenere le articolazioni e i tessuti molli del corpo lubrificati, riducendo l'attrito e il rischio di lesioni.
Digestione: l'acqua aiuta il corpo a digerire e assorbire i nutrienti dai cibi che mangiamo, favorendo la motilità intestinale e prevenendo la stitichezza.
Eliminazione delle tossine: l'acqua aiuta il corpo ad eliminare le tossine e i rifiuti attraverso la sudorazione, l'urina e le feci.
Protezione degli organi: l'acqua aiuta a proteggere gli organi vitali del corpo, come il cervello e il cuore, fornendo un cuscinetto protettivo contro gli urti.

Come è risaputo, l'uomo è fatto principalmente d'acqua, fino al 70%. Una corretta gestione dei liquidi è però un problema che non sempre viene affrontato con la giusta attenzione. Assumere buone quantità d'acqua è a maggior ragione, nel caso dello sportivo, una questione che non può essere lasciata al caso. Non assumere acqua a sufficienza si può, infatti, ripercuotere negativamente sulla prestazione e arrivare a invalidarla anche quando tutto il resto è stato fatto a regola d'arte: inutile calcolare calorie, macronutrienti e timing al secondo, quando allo stesso tempo viene negato al fisico ciò di cui più ha bisogno per funzionare, l'acqua!

Il processo di disidratazione durante l'esercizio fisico vede le fibre muscolari protagoniste: esse per svolgere la loro funzione assorbono il plasma sanguigno ricco di nutrienti e ossigeno. Man mano che lo sforzo persiste, il contenuto idrico di tutti i compartimenti si svuota sotto forma di sudore. La quantità di sudore che viene espulso in questo modo dipende dall'intensità dell'esercizio, dalle caratteristiche fisiche dell'atleta e dalle condizioni ambientali, per questo può variare da pochi centilitri a oltre 2 litri in un'ora. (Brouns F. 1991).

A lungo andare, un impoverimento del plasma provoca un afflusso più povero di ossigeno e substrato ai muscoli. Anche l'espulsione degli elementi di scarto del metabolismo dal muscolo alla pelle e al fegato subirà un rallentamento. Tutto ciò si traduce in una conseguente riduzione della prestazione.

Quanta acqua assumere?

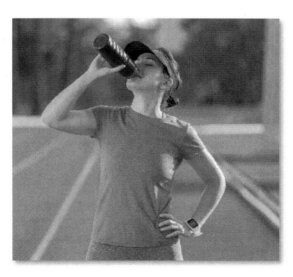

La quantità minima consigliata per gli adulti equivale a circa il 4% del proprio peso corporeo al giorno (National Research Council, 1989) anche se questa quantità può variare a seconda dell'ambiente e delle calorie ingerite. Ciò vuol dire almeno 2 / 2,5L al giorno.

Nel caso di soggetti sedentari che non praticano attività fisica, lo stimolo della sete e della fame sono in condizioni normali liberi da patologie, dei segnali sufficienti a regolare in modo efficace la quantità di fluidi e solidi richiesti dal corpo.

Nel caso di allenamento fisico le cose cambiano, l'aumento della temperatura corporea e il lavoro muscolare inducono un maggior dispendio di acqua, che può arrivare in casi estremi, come i maratoneti o i ciclisti su lunghe distanze, anche a 3L di sudore all'ora e a perdite di liquidi fino al 6% del peso corporeo. (Montain and Coyle, 1992) Una così drastica perdita d'acqua si traduce in una riduzione della prestazione anche del 30%. È importante quindi che lo sportivo non perda più del >2% del proprio peso iniziale durante la performance se non vuole incorrere in cali di prestazione (Sawka, 2007).

Per evitare che ciò accada si consiglia di assumere almeno 500 ml di acqua nelle 2 ore prima dell'allenamento e di mantenersi idratati durante l'allenamento assumendo circa 250 ml di acqua ogni 15-20 minuti. Al termine dell'allenamento, per facilitare il recupero l'atleta dovrebbe reidratarsi con almeno 500 ml di acqua per ogni 0,5 kg di peso corporeo perso durante l'allenamento.

Ad esempio, se durante l'allenamento si perde 1 kg di peso corporeo, si dovrebbe assumere ad allenamento finito almeno 1000 ml di acqua. Questa quantità di acqua permette al corpo di reidratarsi e ripristinare l'equilibrio elettrolitico.

4.2 Elettroliti e Sali minerali

Gli elettroliti sono sali minerali essenziali per il funzionamento del corpo umano. Queste sostanze sono responsabili di mantenere l'equilibrio idrico nel corpo e svolgono una serie di funzioni vitali, tra cui la regolazione del bilancio idrico, la trasmissione degli impulsi a livello nervoso, la contrazione muscolare e il rilascio di energia durante l'attività fisica.

Come funzionano gli elettroliti a livello fisiologico?
Gli elettroliti sono importanti per il funzionamento del corpo perché aiutano a regolare il bilancio idrico. Ovvero, aiutano a mantenere l'equilibrio tra il liquido che entra nel corpo e il liquido che viene eliminato. Svolgono, inoltre, una funzione di equilibrio del Ph del sangue e degli altri fluidi corporei.

Tra i principali elettroliti troviamo:

Sodio (Na+): si tratta di un catione presente principalmente nel sangue, nei fluidi extracellulari e nelle urine. Il sodio aiuta a mantenere l'equilibrio idrico del nostro corpo e la pressione osmotica all'interno delle cellule.

Potassio (K+): è un catione presente principalmente nelle cellule del nostro organismo, in particolare nelle cellule muscolari e cardiache. Il potassio aiuta a mantenere la funzione muscolare e cardiaca, regola l'equilibrio idrico e l'acidità del sangue. Il potassio è largamente disponibile nel cibo in quanto è costituente di tutte le cellule viventi. Si trova specialmente in frutta come la banana e l'arancia e nella verdura come le patate. È improbabile che si verifichi un deficit di potassio durante l'esercizio fisico in quanto il corpo è in grado di sintetizzarlo autonomamente. È invece durante la fase di riposo che i muscoli diventano ricettivi a questo minerale e tendono ad assorbirlo velocemente. Può essere questo, quindi, il momento in cui eventualmente reintegrare le riserve di potassio. Per questo minerale, così come per gli altri, è importante fare attenzione al sovraddosaggio e i suoi effetti negativi. La dose di potassio raccomandata giornaliera va dai 1,000 a 1,300 mg a seconda dell'età

Calcio (Ca2+): è un catione presente principalmente nelle ossa, nei denti e nei tessuti molli. Il calcio aiuta a mantenere la salute delle ossa e dei denti, la funzione nervosa e muscolare, la contrazione muscolare e la coagulazione del sangue. Il calcio è presente nelle noci, legumi, broccoli e frutti di mare. Quindi, in una dieta equilibrata non in deficit calorico un apporto di calcio ottimale di 1500mg dovrebbe essere raggiunto senza difficoltà.

Magnesio (Mg^{2+}): è un catione presente principalmente nelle ossa, nei tessuti molli e nei fluidi intracellulari. Il magnesio aiuta a mantenere la funzione nervosa e muscolare, la salute delle ossa e dei denti, la regolazione del battito cardiaco e la regolazione del metabolismo energetico. Un'integrazione di magnesio extra rispetto alla quantità assunta attraverso l'alimentazione non ha portato a rilevanti miglioramenti di prestazione atletica negli esperimenti svolti sugli atleti.

Cloruro (Cl^-): è un anione presente principalmente nei fluidi extracellulari. Il cloruro aiuta a regolare l'equilibrio idrico del nostro corpo e a mantenere l'equilibrio acido-base.

Fosfato (PO_4^{3-}): è un anione presente principalmente nelle ossa e nei tessuti molli. Il fosfato aiuta a mantenere la salute delle ossa e dei denti, la funzione muscolare e nervosa, la produzione di energia e la regolazione dell'equilibrio acido-base.

Altri sali minerali sono:
Ferro - essenziale per la produzione dell'emoglobina, il componente dei globuli rossi che trasporta l'ossigeno nel sangue. Una quantità ottimale di assunzione va dai 800 ai 1200 mg al giorno a seconda del sesso e dell'età. In condizioni normali questo apporto viene raggiunto tranquillamente attraverso un'alimentazione equilibrata.
Zinco - coinvolto nella sintesi proteica e nella riparazione del tessuto, aiuta a mantenere il sistema immunitario sano e svolge un ruolo importante nella crescita e sviluppo.

Rame - essenziale per la formazione di globuli rossi e per la salute delle ossa, la produzione di energia.

Sono particolarmente importanti per la prestazione atletica perché aiutano a mantenere l'equilibrio idrico durante l'esercizio fisico intenso. Con il sudore però, una parte di elettroliti e sali minerali viene espulsa, Questo può portare a uno squilibrio. Per questo è importante assicurarsi di assumere giornalmente un'adeguata quantità di sali minerali, specialmente se si svolge un'attività fisica.

4.3 LE VITAMINE

Le vitamine sono sostanze organiche essenziali per il corretto funzionamento del nostro organismo. Esse non forniscono energia ma sono necessarie per una vasta gamma di funzioni fisiologiche, tra le quali il mantenimento della salute delle ossa, la produzione di energia, le funzioni immunitarie e metaboliche.

Alcune delle vitamine di cui il corpo ha bisogno non vengono sintetizzate dall'organismo ma necessitano di essere assunte attraverso il cibo. Per questo, è importante impostare una dieta ricca di frutta e verdura in modo che non manchi mai un buon apporto di vitamine.

L'ambia disponibilità di alimenti nel mondo occidentale scongiura l'insorgere di patologie dovute a un'alimentazione povera di intere categorie di alimenti. Paradossalmente, al giorno d'oggi si assiste più frequentemente al problema opposto, ovvero un sovradosaggio dovuto ad assunzioni non necessarie dei sempre più sponsorizzati integratori vitaminici. In realtà, salvo diete estremamente sbilanciate o restrittive o particolari condizioni che presenta il soggetto, come analizzeremo in seguito, è piuttosto raro imbattersi in casi di malnutrizione vitaminica. È consigliata, pertanto, un'assunzione attraverso supplementi solo in caso di carenze accertate.

Ecco, quindi, una panoramica su alcune delle vitamine più importanti e un'indicazione sui possibili sintomi che potrebbero presentarsi in caso di una loro carenza. Chiaramente, molti dei sintomi descritti non sono necessariamente e unicamente frutto di una carenza vitaminica, sono molte le cause che potrebbero provocarli. Per questo, sconsigliamo vivamente autodiagnosi e autocure, e consigliamo invece di rivolgervi al vostro medico in caso di comparsa di questi sintomi, così come di qualsiasi altro disturbo.

Vitamina A: la vitamina A è importante per la salute degli occhi, della pelle e del sistema immunitario. È presente in alimenti come carote, spinaci, patate dolci, meloni, peperoni rossi e frutta secca. La carenza di vitamina A può causare problemi di vista, secchezza degli occhi, infezioni ricorrenti e una pelle secca e squamosa.

Vitamina B1 (tiamina): la tiamina aiuta a convertire il cibo in energia e a mantenere la salute del sistema nervoso. Essa si trova in alimenti come cereali integrali, carne, pesce, legumi e verdure a foglia verde. La carenza di tiamina può causare beriberi, una malattia che colpisce il sistema nervoso e il cuore.

Vitamina B2 (riboflavina): La riboflavina aiuta a mantenere la salute della pelle, degli occhi e del sistema nervoso. Essa si trova in alimenti come latte, uova, carne, pesce, verdure a foglia verde e cereali integrali. La carenza di riboflavina può causare infiammazioni della pelle e delle mucose, così come problemi oculari.

Vitamina B3 (niacina): La niacina aiuta a convertire il cibo in energia ed è importante per la salute del sistema nervoso e della pelle. Essa si trova in alimenti come carne, pesce, cereali integrali, legumi e verdure a foglia verde.

La carenza di niacina può causare la malattia chiamata pellagra, che si manifesta con sintomi come dermatiti, diarrea e demenza.

Vitamina B6: La vitamina B6 favorisce la formazione di globuli rossi, a mantenere la salute del cervello e del sistema nervoso e a regolare i livelli ormonali. Si trova in alimenti come carne, pesce, cereali integrali, banane e patate. La carenza di vitamina B6 può causare anemia, disturbi del sistema nervoso e della pelle.

Vitamina C: la vitamina C è un antiossidante idrosolubile, che aiuta a proteggere le cellule dai danni dei radicali liberi. È importante anche per la produzione di collagene, un elemento essenziale per la salute della pelle, dei tessuti connettivi e delle ossa. Inoltre, contribuisce all'assorbimento del ferro e al funzionamento del sistema immunitario. È presente principalmente in frutta e verdura come agrumi, kiwi, mango, broccoli e peperoni. La carenza di vitamina C può causare la comparsa di sintomi come affaticamento, debolezza muscolare, gengive sanguinanti, irritazione della pelle e una maggiore suscettibilità alle infezioni.

Vitamina D: la vitamina D è importante per la salute delle ossa, poiché aiuta l'organismo a assorbire il calcio e il fosforo. Inoltre, ha un ruolo nella regolazione del sistema immunitario e nel mantenimento della salute cardiaca. La vitamina D viene prodotta dal corpo quando la pelle viene esposta alla luce solare, ma è anche presente in alimenti come uova, pesce grasso e latte fortificato. La carenza di vitamina D può causare debolezza muscolare, dolore osseo, osteoporosi e un maggiore rischio di fratture. anche per il funzionamento del sistema immunitario e per la salute della pelle.

La vitamina E si trova principalmente in alimenti come noci, semi, olio d'oliva e avocado. La carenza di vitamina E è rara, ma può causare anemia, debolezza muscolare e problemi neurologici.

Vitamina K: La vitamina K è importante per la coagulazione del sangue e per la salute delle ossa. Inoltre, può aiutare a prevenire il rischio di malattie cardiache. La vitamina K si trova principalmente in alimenti come spinaci, cavolo, broccoli e uova. La carenza di vitamina K può causare sanguinamento eccessivo e aumentare il rischio di fratture ossee.

Vitamina E: la vitamina E è un antiossidante liposolubile che aiuta a proteggere le cellule dai danni dei radicali liberi.

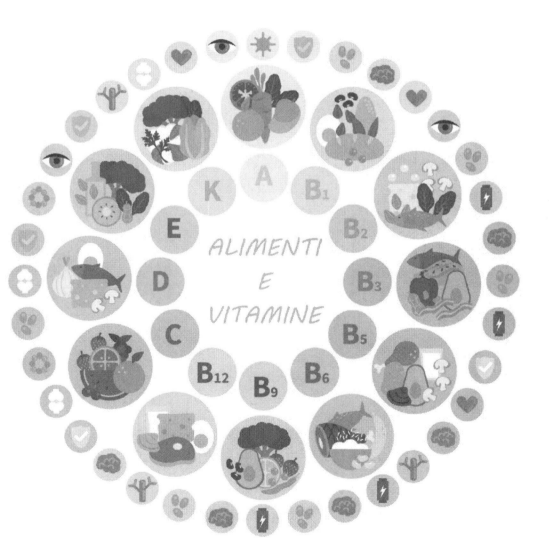

Così come macronutrienti e calorie, anche il quantitativo di vitamine viene impattato dall'attività sportiva. Il metabolismo, posto sotto stress, porta a un maggior consumo di vitamine e sali minerali, a maggior ragione, quindi, gli atleti dovrebbero prestare attenzione a includere buone quantità di alimenti ricchi di vitamine. Specialmente a rischio di insufficienza vitaminica sono gli atleti che seguono particolari regimi alimentari o che versano in particolari situazioni fisiologiche. Abbiamo riassunto queste casistiche nella tabella di seguito.

Micronutriente a rischio insufficienza:	Casistica
Tutti	<ul><li>Dieta squilibrata con esclusione di interi gruppi alimentari o in deficit calorico,</li><li>Dieta con alte quantità di cibo "spazzatura" a basso livello di nutrienti.</li></ul>
Calcio	<ul><li>atlete donne con diete povere di latte e derivati o in deficit,</li></ul>
Vitamine A, C, E	<ul><li>Diete low-fat, diete con forti deficit calorico, diete povere di frutta e verdura</li></ul>
Calcio	<ul><li>alto dosaggio richiesto durante fase di massa</li><li>In caso di ingenti perdite di sangue (ferimenti, mestruo, etc.)</li><li>In caso di diete squilibrate povere di carne e pesce, cereali, bevande maltate, farine bianche e integrali</li><li>in forte deficit calorico, sotto le 1200kcal al giorno</li><li>In diete eccessivamente ricche di legumi, uova, the, caffè e crusca</li><li>Atleti vegetariani o vegani con diete sbilanciate</li><li>Atlete donne che praticano corsa su lunga distanza.</li></ul>

(Hayley Daries(auth.) - Nutrition for Sport and Exercise- Wiley-Blackwell (2012)

4.4 Integrazione

Alla luce del nostro excursus su sali minerali, vitamine e macronutrienti, appare già chiaro che molti degli integratori presentati dall'industria del fitness come essenziali per lo sportivo sono, in molti casi, del tutto inutili se non dannosi (vedi sovradosaggi). Questo perché, come abbiamo visto, un'alimentazione equilibrata, in assenza di particolari patologie o condizioni fisiche, è già in grado di fornire al fisico tutti i nutrienti di cui ha bisogno. L'eventuale 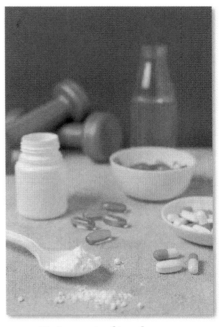 assunzione di integratori a fini curativi, quindi, deve essere concordata con il medico di fiducia.

Vediamo invece se esistono degli integratori che possono effettivamente migliorare la prestazione e quando ha senso inserirli nella propria routine alimentare.

Proteine in polvere

Una dieta sportiva richiede elevate quantità di proteine. Una buona soluzione per arrivare a raggiungere l'apporto quotidiano senza fare salti mortali con l'alimentazione è integrare con le proteine in polvere.

Per quanto riguarda il dosaggio, questo dipende da quante proteine vi mancano per raggiungere il vostro target giornaliero che avete calcolato sulla base della vostra struttura fisica e lo sport da voi praticato. Sconsigliamo assolutamente di assumere proteine in polvere alla cieca, dovreste invece valutare sempre se sono effettivamente necessarie, questo perché un sovradosaggio non solo è inutile in fatto di crescita muscolare (il corpo oltre una certa soglia smette di assimilarle) ma rischia di essere dannoso per la salute.

Creatina

La creatina è uno dei pochi integratori alimentari i cui studi dimostrano che può effettivamente influenzare sia la prestazione atletica sia l'estetica nel bodybuilding.

Il suo funzionamento è molto semplice: assumendo creatina si riempiono le riserve di fosfo-creatina che normalmente viene prodotta dal nostro corpo in quantità ridotte. Quando queste riserve sono piene, si produce energia aggiuntiva e migliora la prestazione muscolare. Risulta particolarmente efficace per gli esercizi che richiedono l'applicazione di molta forza in un breve lasso di tempo, in quanto legati all'aumento della creazione muscolare in forma fosforilata, come ad esempio il sollevamento di grossi carichi.

Anche da un punto di vista estetico la creatina dona dei vantaggi: grazie alla ritenzione idrica quale effetto secondario, i muscoli acquistano volume e ipertrofia quando le riserve di creatina sono piene. Ciò la rende uno degli integratori più amati dai bodybuilders.

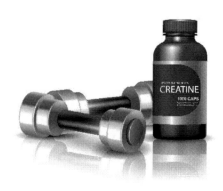

Per riempire le riserve di cretina si può procedere in due modi:

1. Con una fase di carico da 10 – 12 g al giorno per 5 giorni e successivamente 2 – 3 g per il mantenimento.

2. Nessuna fase di carico e riempimento progressivo con 2 – 3g costanti.

Gli studi sulla creatina dimostrano che nel lungo periodo non vi sono grosse differenze tra le due opzioni: anche senza la fase di carico, si è osservato che le riserve di creatina si riempiono ugualmente seppur più lentamente.
Un "ciclo" di creatina solitamente dura una stagione al termine della quale è importante fare una fase di scarico di qualche mese per evitare di affaticare troppo i reni.
Attenetevi comunque alle indicazioni che vengono fornite con il prodotto stesso (ciò vale per qualsiasi integratore).

Magnesio

Il magnesio è una sostanza che può portare effettivamente svariati benefici alla performance atletica. La giusta quantità di magnesio è in grado di abbassare l'eccitabilità neuronale favorendo la trasmissione neuromuscolare, oltre a migliorare numerose funzioni enzimatiche aiutando a prevenire l'insorgere di crampi muscolari durante gli sforzi.
Solitamente la dose giornaliera consigliata per gli uomini oscilla intorno ai 350mg per gli uomini e 300mg per le donne.
Ad oggi però, come già accennato, non è possibile misurare con precisione la quantità di magnesio nell'organismo, pertanto, risulta aleatorio stimare gli eventuali effetti benefici derivanti da una sua assunzione attraverso integratori.

Consigliamo quindi di assumere magnesio attraverso da fonti naturali di magnesio come: frutti di mare, sardine, cacao, frutta secca, semi di girasole.

Caffeina

Molto spesso sottovalutata in ambito sportivo, la caffeina può invece infondere energie extra per le vostre prestazioni atletiche.

Essendo la caffeina uno stimolante, produce come effetto una più pronta attivazione neuronale, ottima per affrontare anche sforzi fisici oltre a quelli cognitivi.

Si stima che la dose ottimale per trarne beneficio atletico sia tra 1mg – 3mg per chilogrammo di peso corporeo (una tazzina di caffè contiene circa 100mg). Oltre questa soglia non si riscontrano benefici per la performance atletica e, anzi, si rischia di incorrere negli effetti nefasti che provoca l'assunzione di grandi, come problemi gastrointestinali, insonnia, ansia.

Omega 3

Un buon integratore per proteggere le articolazioni e prevenire problemi di natura cardiovascolare è l'omega 3. Si tratta di un acido grasso reperibile anche negli alimenti come il pesce, alcuni oli e la margarina.

Viene utilizzato dagli sportivi soprattutto per il suo potere antiinfiammatorio: un ottimo alleato per prevenire infortuni, specialmente in caso di esercizio intenso e prolungato.

Come tutti gli altri integratori, valutate se è il caso effettivamente di assumere omega 3 sotto forma di integratore, spesso basta semplicemente aggiustare l'alimentazione, specialmente per i neofiti che non maneggiano ancora carichi gravosi che possono effettivamente mettere in difficoltà le articolazioni.

Evitate comunque un uso prolungato via integrazione che può recare danni all'organismo come una diminuzione delle risposte naturali immunitarie antiinfiammatorie e può creare problemi di carattere cardiovascolare.

Bicarbonato

Utile per contrastare l'acido lattico, il carbonato può essere assunto in una dose di circa 0,3g per ogni chilo di peso corporeo prima di una competizione.

È particolarmente indicato per allenamenti intensi che affaticano i muscoli in pochi minuti.

Attenzione però a non eccederne nell'utilizzo onde a evitare problemi di natura gastrointestinale.

PARTE 5 PIANIFICA

STABILIRE PUNTO DI PARTENZA E OBIETTIVO – 64

COSTRUIRE MASSA MUSCOLARE – 70

LA SCELTA DEGLI ALIMENTI – 76

PIANO ALIMENTARE SETTIMANALE PER MASSA – 83

PIANO ALIMENTARE SETTIMANALE PER DEFINIZIONE – 96

5.1 Stabilire punto di partenza e obiettivo

Il calcolo delle calorie

A questo punto non resta che sintetizzare tutte le nozioni viste finora in una dieta adatta al vostro obiettivo. Per fare ciò però manca un ultimo tassello fondamentale: l'apporto energetico.

Abbiamo già parlato di calorie quando abbiamo affrontato i macronutrienti (vitamine e sali minerali non contengono calorie), abbiamo visto che carboidrati e proteine hanno un valore calorico pari a 4kcal per 1g, mentre i grassi hanno una capacità di immagazzinare energia maggiore e arrivano a 9 kcal per 1g. Ciò vuol dire che la quantità di macronutrienti dovrà essere bilanciata correttamente affinché le calorie totali non superino o non siano minori rispetto a quelle stabilite dalla dieta.

Come sapere quante calorie assumere?

Esistono molti metodi per calcolare il proprio apporto calorico giornaliero (in inglese TDEE, Total Daily Energy Expenditure) ci sono molte app e siti che offrono dei calcolatori automatici o formule matematiche per ottenere questo valore. Se non volete ricorrere a questi metodi potete farvi un'idea tramite questa tabella:

Livello di attività	Donne (kcal/kg)	Uomini (kcal/kg)
Sedentario (attività quotidiane e nessun allenamento)	30	31
Attività leggera (attività quotidiana e allenamento minimo)	35	38
Attività Moderata (attività quotidiana e allenamento 3 – 5 giorni alla settimana)	37	41
Attività Pesante (Attività quotidiana e allenamento pesante quasi tutti i giorni)	44	50
Attività Molto pesante (attività quotidiana e allenamento pesante tutti i giorni)	51	58

(Marie Dunford, J. Andrew Doyle - Nutrition for Sport and Exercise-Cengage Learning (2007))

Vi basta moltiplicare il modificatore corrispondere al vostro genere e attività per il vostro peso e otterrete una stima del vostro fabbisogno calorico giornaliero. Ad esempio, un uomo medio di 75 kg che si allena moderatamente avrà un apporto calorico pari a 41 x 75 = 3.075 kcal/die. Naturalmente questa sarà una stima, il valore potrà variare al variare delle caratteristiche fisiche e metaboliche del soggetto. Un valore realmente accurato non potrà essere restituito né da questa formula né da un calcolatore automatico ma potrà essere rilevato a seguito di un monitoraggio delle calorie che assumete giornalmente per il periodo di una settimana. Una volta ottenute le calorie settimanali, sarete in grado di ottenere la media delle calorie giornaliere e quindi il vostro fabbisogno calorico giornaliero. Attenzione! Chiaramente questo vale solo nel caso in cui siete in una condizione di peso stabile. In caso contrario, dovrete aumentare o diminuire le calorie fino ad ottenere un peso stabile, solo a questo punto le calorie che rileverete riporteranno fedelmente il vostro fabbisogno.

Stabilite il vostro obiettivo

Una volta ottenuta una stima del vostro apporto calorico giornaliero, il passo successivo consiste nello stabilire il vostro obiettivo in termini di composizione corporea: aumento della massa muscolare? Diminuzione della massa grassa? Mantenimento del peso con miglioramento della composizione corporea?

Ogni sport richiede una prestazione diversa e, di conseguenza, un fisico diverso. Un lottatore di sumo è uno sportivo tanto quanto un maratoneta ma chiaramente i loro obiettivi nutrizionali saranno ben diversi: un'abbondante massa grassa sarebbe di impaccio al maratoneta, che ha bisogno di un corpo leggero da trasportare durante la corsa. Al contrario, il lottatore di sumo ha bisogno di una massa grassa molto abbondante che impedisca all'avversario di spingerlo fuori dal tatami. Avere grandi masse muscolari con la minima percentuale di grasso è l'obiettivo del bodybuilder, mentre per il rugbista le masse muscolari sono importanti ma non lo è altrettanto avere una percentuale di massa grassa così bassa, in quanto la prestazione fisica sul campo ha la prevalenza sull'estetica del fisico. Il vostro obiettivo fisico, quindi, dovrebbe essere basato sul tipo di prestazione richiesta dalla vostra disciplina sportiva.

Ma quanto differisce la vostra forma attuale dal vostro obiettivo?

Per farvi un'idea sulla vostra condizione di partenza potete calcolare il vostro indice di massa corporea (BMI). Il BMI è un calcolo matematico che prende in considerazione l'altezza e il peso di un soggetto per stabilire se la sua composizione corporea rientra nei parametri di salute. Si tratta di una formula pensata per persone sedentarie, dove la variazione di peso prende in considerazione unicamente la massa grassa senza considerare la massa magra. Nel caso di atleti medio /avanzati, quindi, potranno facilmente verificarsi dei paradossi dove l'indice di massa corporea segnala un fisico in sovrappeso, quando invece si tratta di un fisico atletico dove il "sovrappeso" è dato da volumi importanti di massa muscolare, non certo quindi una condizione sfavorevole!

Ecco come fare per calcolare in autonomia l'indice di massa corporea (BMI):

- Elevate al quadrato la vostra altezza espressa in metri.
- Dividete il vostro peso espresso in kg per il valore ottenuto.
- Se il risultato ottenuto è compreso tra 18,5 e 24,9 significa che siete normopeso.

Se invece il numero che otterrete è più basso significa che siete sottopeso, mentre se il numero è più alto significa che siete sovrappeso.

> *Esempio:*
> *Carlo è alto 1,70 metri e pesa 80Kg.*
> *Eleviamo la sua altezza al quadrato: 1,70m x 1,70m = 2,89*
> *Prendiamo il suo peso e dividiamolo per il risultato appena ottenuto: 80kg:2,89 = 27,68*
> *Un risultato di 27 indica che il nostro Carlo è in leggero sovrappeso. Per poter rientrare nel suo peso forma Carlo dovrebbe scendere sui 70Kg. (70Kg:2,89 = 24,2 normopeso).*

BODY MASS INDEX

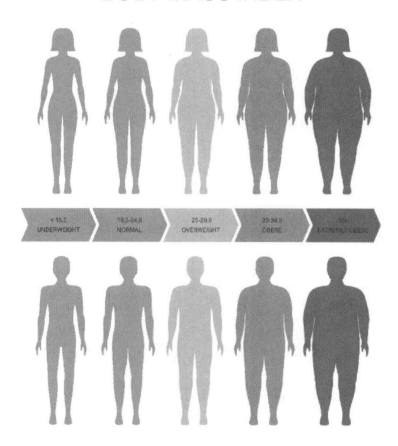

Stabilire il vostro punto di partenza è fondamentale per poter decidere in modo ragionato quale obiettivo fisico perseguire, senza farsi influenzare da canoni estetici preimposti o da convinzioni personali.

Prima di proseguire è bene fare una parentesi arrivati a questo punto e prendere in considerazione un fattore che fino ad ora non abbiamo ancora menzionato: la genetica.

Dedizione e perseveranza possono fare dei miracoli, questa è un'assoluta verità, ma sarebbe illusorio non prendere in considerazione la predisposizione con la quale ognuno di noi è nato. La genetica non dovrebbe essere intesa come una gabbia quadrata dalle sbarre rigide che preclude le nostre possibilità ma piuttosto un elastico con una certa forma che può essere modellato e che tende a tornare alla forma originaria una volta che la tensione cala. Cosa intendo dire? Che esistono tanti fisici diversi quanti sono le persone sulla terra e ogni fisico ha caratteristiche e predisposizioni diverse, alle quali si sommano le abitudini alimentari e sportive che sono state seguite nel corso degli anni. Sarebbe illusorio pensare che sotto sotto siamo tutti dei Muhammed Alì o degli Usain Bolt "che non si sono impegnati abbastanza". Ciò a cui ognuno dovrebbe puntare è *la propria* migliore condizione possibile. Forse non per tutti ciò basterà per gareggiare alle olimpiadi, ma di certo i risultati che si possono raggiungere sono straordinari e vanno molto aldilà di ciò che ci si possa attendere.

Il somatotipo

Una delle categorizzazioni più generali a livello genetico è quella per somatotipo.

Il somatotipo classifica le caratteristiche fisiche e morfologiche, come la struttura ossea, la muscolatura e la distribuzione del tessuto adiposo in tre *tipi* principali:

Ectomorfo: Questo tipo di fisico è caratterizzato da ossa sottili, poca muscolatura e una struttura fisica magra. Gli ectomorfi tendono ad avere difficoltà nel guadagnare massa muscolare e possono essere molto sensibili al cibo e allo stress. Sono spesso descritti come persone alte e magre, con gambe e braccia lunghe, mani e piedi piccoli, petto stretto e spalle sottili.

Mesomorfo: Questo tipo di corpo è caratterizzato da una struttura fisica atletica e muscolosa, con ossa larghe e una buona distribuzione del tessuto adiposo. I mesomorfi tendono ad avere una maggiore facilità nel guadagnare massa muscolare rispetto agli ectomorfi e sono spesso descritti come persone di media altezza con una figura a forma di V, con spalle larghe e fianchi stretti.

Endomorfo: Questo tipo di fisico è caratterizzato da una maggiore quantità di tessuto adiposo e una struttura fisica più morbida. Gli endomorfi tendono ad avere difficoltà nel perdere peso e accumulano grasso in particolare nelle aree del girovita, fianchi e cosce. Sono spesso descritti come persone di bassa statura con una figura a forma di mela, con spalle e fianchi larghi, braccia e gambe corte.

È importante notare che molti individui non rientrano completamente in uno solo di questi somatotipi e possono presentare caratteristiche di due o di tutti e tre i tipi. Inoltre, il somatotipo non determina necessariamente le capacità fisiche o la salute generale di una persona, ma può fornire una guida utile per comprendere le proprie caratteristiche fisiche e pianificare un programma di allenamento e nutrizione adatto.

Alla luce di ciò, è chiaro che un tipo endomorfo diventerà molto più facilmente un campione di sollevamento pesi o di sumo rispetto a un ectomorfo, ma ciò non gli impedirà di certo di sfidare la sua genetica diventando un maratoneta e potenzialmente vincere la maratona di New York, certo, probabilmente si dovrà impegnare molto, probabilmente più di un ectomorfo!

Lo stesso discorso vale per la composizione corporea: l'obiettivo di composizione fisica dovrebbe essere stabilito tenendo conto della propria predisposizione. Per esempio, un imprinting fondamentale è dato dal genere. Le donne, in paragone agli uomini, presentano percentuali di massa grassa più alte: se la percentuale di grasso minima per gli uomini si aggira intorno al 3%, per le donne è del 12% (Marie Dunford, 2007) per questo, il livello di massa grassa di una campionessa di bodybuilding donna sarà in ogni caso più alto rispetto a quello de suo collega campione di sesso maschile.

Ma a che percentuale di massa grassa dovrebbe puntare uno sportivo? Una risposta univoca non esiste in quanto la risposta dipende dallo sport in questione. Generalmente un soggetto in buona forma atletica in grado di performare ottimamente possiede una massa grassa che va da 6,5% a 18%, mentre per le donne le percentuali si alzano di qualche punto. Generalmente si possono considerare percentuali più basse per gli sport aerobici a bassa intensità come la corsa e il ciclismo e gli sport di squadra senza contatto e percentuali più alte per sport di squadra di contatto come il football americano o sport come il nuoto con percentuali anche oltre il 20%.

Una misurazione precisa della composizione corporea si può avere solamente attraverso apparecchiature specializzate come il plicometro. Ma è possibile farsi un'idea valutando la propria condizione fisica allo specchio o tastando con dei pizzicotti nelle zone di deposito dei grassi come il ventre e i fianchi.

5.2 Costruire massa muscolare

Alimentazione ed esercizio fisico sono i due scalpelli che abbiamo a disposizione per plasmare la "materia grezza" che madre natura (e le nostre abitudini finora!) ci hanno dato. Se usati sapientemente, questi due strumenti sono in grado di ottenere grandi risultati. Per quanto riguarda l'alimentazione, spesso come abbiamo visto, essa si traduce in numeri e parametri da seguire. Anche in questo caso, gli studi scientifici sono arrivati a delle conclusioni di carattere generale alle quali possiamo fare riferimento.

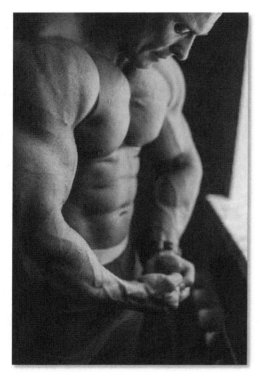

Uno degli obiettivi più comuni tra sportivi, amatori e sedentari che si approcciano all'allenamento è l'incremento di massa muscolare. Avere una massa muscolare sviluppata, oltre all'effetto estetico, produce diversi effetti positivi come una miglior prestazione atletica e una capacità di mantenere il peso corporeo sotto controllo. I muscoli, infatti, hanno bisogno di nutrienti per potersi mantenere. Per questo, quando vengono introdotte nel corpo le calorie, una parte di queste verrà destinata al mantenimento del tessuto muscolare e non finirà depositata sotto forma di grasso. Ogni atleta dovrebbe quindi puntare ad avere una buona quantità di massa magra. Ma come si ottiene?

La formula in estrema sintesi si può riassumere in: stimolazione muscolare attraverso l'allenamento e surplus calorico.

Allenamento

Per quanto concerne l'allenamento, i parametri che permettono di ottenere uno stimolo muscolare sono l'intensità, il volume e la densità.

Per *intensità* si intende l'intensità dello sforzo richiesto. Per esempio, per un powerlifter, sollevare 90kg di panca rappresenta uno stimolo più intenso che sollevarne 80kg.

Il *volume* è dato dalla quantità di sforzo fisico compiuto. Nel caso del bodybuilding, il volume è dato dal numero di ripetizioni totali. Ad esempio, fare 8 ripetizioni in panca piana con 70kg rappresenta un allenamento più voluminoso rispetto a fare 4 ripetizioni con un qualsiasi altro peso.

Il terzo parametro è *la densità*, ovvero la concentrazione dello sforzo fisico. Ad esempio, fare 30 piegamenti sulle braccia in 30 secondi rappresenta un allenamento più denso rispetto a farne la medesima quantità in 2 minuti con pause.

Un allenamento ben strutturato tiene conto di questi parametri e mette in conto la progressione. La crescita muscolare infatti avviene nel tempo, a seguito di costanza di allenamento e crescente difficoltà degli esercizi in questi 3 parametri. Per ulteriori informazioni su come strutturare un allenamento per la crescita muscolare in palestra o a corpo libero, potete fare riferimento ai libri dello stesso autore in appendice.

Alimentazione per costruire massa muscolare

Per quanto riguarda l'alimentazione, la crescita muscolare deve essere supportata da un surplus calorico. Ovvero, la quantità di calorie assunte deve eccedere la quantità sufficiente per il semplice mantenimento delle funzioni fisiche e le attività svolte durante la giornata (lavoro, attività quotidiane e allenamento). L'eccesso calorico permetterà in questo modo di fornire la "materia grezza" al corpo per la costruzione di nuovi tessuti. Il funzionamento ricalca quello dell'accumulo di grassi corporei: mangiare più del necessario senza seguire criteri nutrizionali e senza accompagnare questa eccedenza con un programma di allenamento intenso, porta inevitabilmente il corpo a immagazzinare le calorie in eccesso sotto forma di depositi di grasso. Il banalmente detto "ingrassare". Quando invece il surplus calorico è ragionato, in termini di quantità energetica e qualità degli alimenti in termini nutrizionali, ma soprattutto è accompagnato da attività sportiva intensa, il risultato è la trasformazione delle calorie in eccesso in nuovo tessuto muscolare.

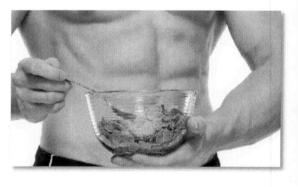

Purtroppo, una parte di questo eccesso calorico, verrà trasformato anche in depositi di grasso, si tratta di un processo fisiologico inevitabile. Per questo, l'atleta che si appresta ad un programma per l'aumento della massa muscolare deve mettere in conto che il corpo, insieme a nuova massa magra, verrà appesantito da dei veli più o meno consistenti di grasso. Basti pensare al funzionamento del Bodybuilding; qui il periodo di allenamento è diviso in due parti: *la fase di massa*, dove l'obiettivo è massimizzare la crescita di massa muscolare, seguita da una *fase di definizione* dove l'obiettivo è bruciare il grasso accumulato durante la fase di massa mantenendo percentuali più alte possibili di massa magra. In questa semplice formula sta il segreto dei fisici scolpiti dei bodybuilders.

È possibile mettere solo massa muscolare?

Come già accennato, ciò è possibile solamente per i completi neofiti. Quando una persona sedentaria si approccia per la prima volta all'allenamento, qualsiasi programma di allenamento che induca uno stress muscolare risulterà efficace e basterà allenarsi con regolarità per sperimentare per qualche mese una crescita muscolare "pulita". Purtroppo, però, una volta raggiunto un livello discreto di allenamento, "l'esplosione del principiante" termina, e sarà necessario introdurre programmi di allenamento e nutrizionali adeguati alla crescita muscolare e alla riduzione del grasso corporeo come quelli sopra descritti.

Come massimizzare la crescita muscolare minimizzando i depositi di grasso

Anche in questo caso, anche la genetica gioca la sua parte. La quantità di massa grassa che il corpo tenderà ad accumulare insieme alla massa magra, infatti, sarà influenzata in parte dalla predisposizione genetica (vedi capitolo sui somatotipi).

In caso di genetica avversa, a maggior ragione, la concentrazione deve essere posta sull'ottimizzazione dell'apporto calorico e nella gestione dei macronutrienti macronutrienti.

Le Calorie

Come già accennato, l'apporto calorico per mettere massa muscolare deve eccedere il dispendio calorico giornaliero. Abbiamo già visto come stimare il proprio dispendio calorico giornaliero (vedi capitolo pianificare la dieta – le calorie). A questo apporto calorico dovremo sommare dalle 350kcal alle 500kcal per supportare la crescita muscolare. È stato calcolato che per sostenere la crescita di 1 grammo di nuovo tessuto sono necessarie 5kcal extra oltre alle calorie di mantenimento (Institute of Medicine, 2002). Per sostenere la crescita di 400g – 500g di nuovo tessuto muscolare saranno quindi necessarie come minimo 2.500kcal extra settimanali, ovvero circa 350kcal al giorno. Gli studi in questo ambito sono ancora in fase sperimentale, non esiste quindi un apporto calorico univoco e potrebbero essere necessarie più calorie di quelle stimate con questo calcolo, fino a 500kcal / al giorno. Un ulteriore fattore di incertezza è dato dal fatto che ogni atleta è diverso, quindi, possono essere necessari apporti calorici diversi per ogni individuo per ottenere il medesimo risultato. Non vi è quindi metodo migliore che provare su sé stessi monitorando i cambiamenti di settimana in settimana per stabilire attraverso il metodo prova – errore qual è il surplus calorico perfetto per voi.

La distribuzione dei macronutrienti per la crescita muscolare

Un ulteriore tassello che permette di ottimizzare la crescita muscolare consiste nel "riempire" le calorie con i macronutrienti calibrati correttamente. Quando si parla di crescita muscolare, il macronutriente protagonista è la proteina. Abbiamo già trattato del ruolo che svolge questo macronutriente per il mantenimento e la costruzione di nuovo tessuto muscolare (Vedi capitolo sulle proteine). Non dovrete fare altro che stabilire l'apporto proteico minimo per il mantenimento ricavandolo dal tipo di sport che praticate e il vostro peso, come indicato nel suddetto capitolo. A questo quantitativo dovrete aggiungere un apporto di circa 100g di proteine alla settimana (Marie Dunford, 2007). Il muscolo è composto circa per il 0,22% da proteine. Per supportare la crescita di 450 g di massa magra, saranno necessarie quindi tra le 80g e le 100g proteine in più alla settimana (0,22 x 400 = 99g). Distribuite per i giorni della settimana, diventano circa 14g di proteine in più al giorno (99 ÷ 7 = 14,1). Tenete conto che queste sono delle stime a rialzo e che probabilmente le proteine necessarie per la costruzione di nuovo tessuto sono minori. Come per le calorie, non vi è metodo migliore che provare su sé stessi e valutare il risultato. Fate attenzione in ogni caso a non assumere quantità smodate di proteine, alcuni studi suggeriscono di non superare la soglia proteica di sicurezza di 2g/kg per troppo tempo.

5.3 LA SCELTA DEGLI ALIMENTI – OVVERO SFRUTTARE APPIENO LE CALORIE A DISPOSIZIONE

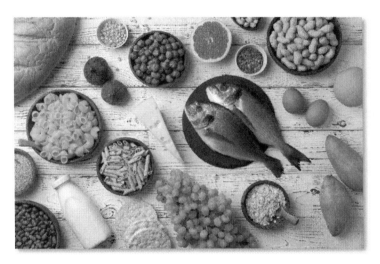

Stiamo arrivando passo dopo passo a concretizzare le nozioni nutrizionali in un piano alimentare orientato all'obiettivo. Prima di arrivare ad un esempio pratico, resta un ultimo aspetto da chiarire: la scelta degli alimenti e l'organizzazione dei pasti. Un'indicazione su come distinguere i diversi tipi di carboidrati e i diversi tipi di grassi è già stata data nei relativi capitoli su questi due macronutrienti. Arrivati a questo punto è ormai chiaro il motivo della scelta di determinati alimenti piuttosto che altri: le calorie che abbiamo a disposizione non sono infinite, e nonostante esse possano essere abbondanti in caso di surplus calorico, una quantità smodata rischia di invalidare il risultato estetico e prestazionale a causa di un eccesso di depositi lipidici. Per evitare che ciò accada siamo chiamati a selezionare alimenti carichi di macronutrienti, micronutrienti e vitamine in grado di fornire al corpo tutto ciò di cui ha bisogno. Gli alimenti da evitare sono invece le "bombe caloriche" povere di nutrienti che "occupano le calorie" senza portare benefici. Esempi sono i dolci, grassi idrogenati, snacks, bibite gassate, alcolici etc.

Un'attenzione particolare la meritano gli alcolici. Forse non tutti sanno che l'alcol è considerato il quarto macronutriente, insieme a carboidrati, proteine e grassi. Si tratta di un macronutriente privo di benefici a livello fisiologico e prestazionale, ma che presenta un apporto calorico relativamente alto, fino a 7kcal per 1g di alcol; sopra a proteine e carboidrati (4kcal per 1g) e poco sotto ai grassi (9kcal per 1g). Una birra industriale da 33cl contiene circa 120 – 150kcal, con un apporto di carboidrati, grassi e proteine risibile. Vere e proprie "calorie spazzatura" (in ottica sportiva, non certo per il palato!) che se non considerate all'interno del piano nutrizionale, rischiano di riservare brutte sorprese sulla bilancia.

La Colazione

La colazione dovrebbe essere sostanziosa o leggera?
Non c'è una risposta univoca, in quanto le abitudini alimentari variano a seconda delle esigenze e gli impegni personali. Non esistono schemi fissi ai quali bisogna per forza adattare la propria routine, ma deve essere la dieta che si inserisce nel quotidiano in modo da risultare il più possibile sostenibile.

Per questo motivo, se la mattina non avete particolare appetito e non sentite la necessità di fare una colazione sostanziosa, non c'è motivo di stravolgere la vostra routine.

È importante però arrivare all'allenamento con energie sufficienti: ovvero, non dovrebbero passare più di 3-4 ore dal momento dell'allenamento al vostro ultimo pasto. È importante, infatti, che le riserve glucidiche siano piene affinché la performance non ne risenta.

Un altro fattore da tenere in considerazione è l'apporto calorico. L'abitudine degli sportivi (in particolare nel bodybuilding) di consumare fino a 6/8 pasti al giorno deriva dalla necessità di consumare alte quantità di calorie, specialmente in fase di massa. Per questo, aggiungere dei pasti permette in media di assumere più cibo di quello che sarebbe possibile consumare nei canonici 3 pasti al giorno, complice anche l'insulina costantemente sollecitata.

Per questo, in caso di costruzione di massa muscolare, eliminare la colazione può rendere difficile il raggiungimento del surplus calorico prestabilito e i relativi macronutrienti.

Colazione salata

Benché meno diffusa della colazione dolce in Italia, la colazione salata è un'ottima opzione: l'elevata quantità proteica permette di mantenere il senso di sazietà più a lungo e l'assenza di marmellate, biscotti e altri alimenti molto zuccherati permette di evitare picchi insulinici troppo alti e il tipico vuoto nello stomaco a metà mattina.

Una buona colazione salata può prevedere:

- Uova
- Affettati magri
- Formaggi magri
- Frutta secca
- Pane integrale

Le uova sono una buona fonte di grassi (tuorlo) e di proteine (albume) ciò le rende particolarmente indicate da consumare insieme ad una fonte di carboidrati come il pane e un'altra fonte proteica come il prosciutto.

Un'altra opzione interessante può essere quella di abbinare un formaggio magro come la ricotta con le noci, ovvero fonti di grassi buoni monoinsaturi.

Assicuratevi di avere sempre una buona fonte di carboidrati per godere degli effetti energetici dati dai glucidi, meglio se si tratta di carboidrati complessi a più lungo assorbimento.

Colazione dolce

La colazione dolce fornisce un buon apporto di carboidrati pronti all'uso per iniziare con slancio la giornata. Bisogna però stare attenti a non esagerare con i carboidrati semplici ad alto indice glicemico. Biscotti, marmellate, creme spalmabili, torte, muffins dovrebbero essere consumati in quantità ridotte e rientrare in ogni caso nel conteggio calorico.

Una buona colazione dolce può comprendere:

- yogurt greco o yogurt bianco
- latte
- cereali integrali
- fette biscottate integrali
- marmellata a basso contenuto di zuccheri
- miele
- frutta fresca
- Frutta secca

I valori nutrizionali dello yogurt greco lo rendono un alimento eccezionale per la dieta: l'alta quantità di proteine e micronutrienti abbinati ad una bassa quantità di grassi lo rendono perfetto per una dieta low-fat. La presenza di fermenti lattici attivi permette inoltre all'intestino di mantenersi attivo, mentre la scarsa presenza di lattosio lo rende un alimento ideale anche per chi è intollerante ai latticini. Lo yogurt bianco può essere una valida alternativa allo yogurt greco.

Il latte scremato sarebbe da preferire al latte intero in caso di dieta ipocalorica, in quanto a parità di peso il latte scremato apporta quasi la metà delle calorie del latte intero (precisamente 36kcal contro 64kcal) e contiene meno grassi: 0,5g contro 3,6g.

Per quanto riguarda i cereali, i fiocchi d'avena rappresentano un'ottima scelta: solitamente non contengono zuccheri aggiunti e hanno un buon quantitativo di proteine e fibre solubili, ottimi quindi per mantenere il senso di pienezza e rinforzare il microbiota.

La frutta secca è un'ottima fonte di grassi mono e polinsaturi ad alta concentrazione calorica. Ciò la rende un alimento da tenere sotto controllo in caso di dieta ipocalorica, ma anche uno spuntino energetico pratico da consumare anche lontani da casa.

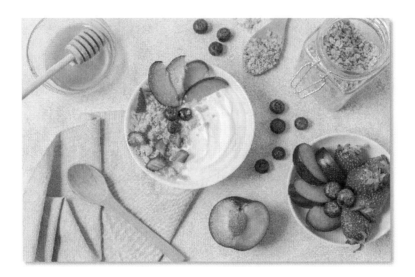

Pranzo e cena

Pranzo e Cena seguono la stessa logica di praticità che interessa la colazione, l'importante è arrivare ad allenamento ben rifocillati e con le riserve glucidiche sature. Di conseguenza, il pasto che precede l'allenamento dovrebbe contenere dei carboidrati complessi. Come abbiamo visto nel capitolo dedicato alla finestra anabolica, nelle due ore che seguono l'allenamento la sintesi proteica è ai massimi livelli, per questo non dovrebbero mancare buone quantità di fonti proteiche nel pasto post-allenamento.

Alimenti	Kcal (x100g)	Proteine (g)	Carboidrati (g)	grassi (g)
Latte intero	64	3,3	4,9	3,6
Latte parzialmente scremato	46	3,5	4,9	1,5
Latte scremato	36	3,5	4,9	0,5
Yogurt intero	66	3,8	4,3	3,9
Yogurt magro	36	3,3	4	0,9
Yogurt magro alla frutta	53	4,4	7,46	0,1
Yogurt ai cereali	113	3	16,5	3,5
Succo di frutta	56	0,3	14,5	0,1
Spremuta di agrumi	33	0,5	8,2	0
Marmellata	222	0,5	58,7	0
Zucchero	392	0	104,5	0
Miele	304	0,6	80,3	0,6
Biscotti frollini	429	7,2	73,7	13,8
Biscotti secchi	416	6,6	84,8	7,9
Brioche	358	8,3	38	20
Fette biscottate	379	14,2	62	10
Muesli	364	9,7	72,2	6

(Alcuni alimenti della colazione tipica italiana a confronto)

Includi molte fibre.

Le fibre si trovano generalmente in alimenti di origine vegetale come frutta, verdura, legumi e cereali integrali.

Le fibre, oltre a garantire uno straordinario apporto di vitamine e sali minerali, aiutano a combattere il senso di fame, rappresentano quindi un ottimo alleato in caso di dieta ipocalorica. Esistono due diversi tipi di fibre: le fibre solubili e le fibre insolubili. Particolarmente efficaci per il controllo della fame sono le fibre solubili, esse si trovano in alimenti come:

- farina d'avena
- orzo
- carote
- piselli
- fagioli
- patate dolci
- semi di lino
- semi di psillio
- arance
- cavoletti di Bruxelles

Sempre più nutrizionisti, medici e personal trainer sottolineano come l'assunzione quotidiana di un buon quantitativo di fibre promuova effetti benefici per la salute dell'organismo, come ad esempio:

- Prevenzione dei tumori al colon e al retto.
- Incremento della motilità intestinale con conseguente rapida eliminazione delle tossine.
- Riduzione dell'assorbimento glucidico e lipidico con conseguente riduzione del rischio di contrarre il diabete tipo 2 e malattie di carattere cardiovascolare.

Alimenti	Kcal (x100g)	Proteine (g)	Carboidrati	grassi (g)
Pane	224	7,5	48,5	1,3
Pasta	353	10,9	79,1	1,4
Riso	332	6,7	80,4	0,4
Patate	85	2,1	17,9	1
Carne (valori medi)	127	20,63	0,06	5,02
Pesce (valori medi)	97,1	16,67	1,17	2,89
Uova gallina intero (60g)	128	12,4	0	8,7
Salumi (valori medi)	144	27,56	0,2	3,74
Prosciutto cotto	132	22,2	1	4,4
Formaggi freschi (valori medi)	271	18,78	1,05	21,35
Grana Padano DOP	392	33	0	28
Ricotta	174	8,8	3,5	10,9
Mozzarella	253	18,7	0,7	19,5
Scamorza	334	25	1	25,4
Frutta (valori medi)	35	0,68	8,28	0,18
Verdura (valori medi)	20	1,74	3,01	0,2
legumi secchi (valori medi)	295	22,09	49,39	2
Piselli freschi	52	76	12,4	0,2
Olio extra vergine	899	0	0	99,9

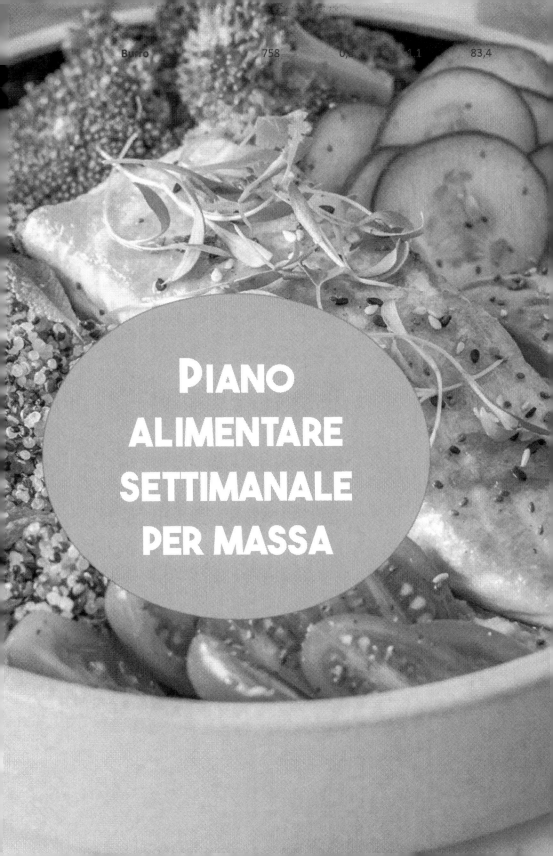

Con le informazioni che abbiamo visto finora possiamo stilare in autonomia un piano alimentare sportivo calibrato sull'obiettivo che vogliamo conseguire. Facciamo quindi un esempio pratico a scopo esemplificativo:

Carlo, 30 anni, è alto 180 cm x 75kg. Ha iniziato da poco palestra e vuole aumentare la sua massa muscolare di un paio di kg come primo obiettivo.

Secondo il calcolo di indice di massa corporea, risulta normopeso (1,8 x 1,8 = 3,24. 75 ÷ 3,24 = 23,14).

Carlo si può allenare 3 volte alla settimana dopo il suo lavoro da videoterminalista e sfrutta le sue sedute di allenamento con un programma intenso. Ciò lo pone verosimilmente nella categoria attività moderata, con un valore di 41. Le calorie di cui avrà bisogno per mantenere il suo peso saranno quindi 3.075kcal (41 x 75kg = 3.075).

Le proteine devono essere adeguate a uno sport che richiede sforzi intensi, Carlo quindi per non farsi mancare nulla, decide di assumere 1,7g di proteine per kilogrammo di peso corporeo. Il risultato è 127,5 g di proteine al giorno. Per sapere a quante calorie corrispondono, ci basta moltiplicare questa cifra per 4 (1g di proteine = 4kcal), il risultato è 510kcal,

I carboidrati necessari per supportare un allenamento di intensità moderata possono essere circa 7g/kg. I carboidrati che l'atleta dovrà assumere al giorno saranno quindi circa 525g. Che equivalgono a 2.100kcal.

Una quantità di grassi ragionevole per un atleta di forza è 1g/kg. 75g al giorno che equivalgono a 675kcal (75 x 9 = 675).

A questo punto ci accorgiamo che sommando le calorie dei macronutrienti che abbiamo calibrato su parametri piuttosto alti, otteniamo un apporto calorico di 3.285kcal, già superiore al fabbisogno giornaliero che abbiamo stimato essere 3.075kcal. La cosa ci va benissimo, in quanto l'obiettivo di Carlo è mettere massa muscolare, obiettivo che abbiamo visto necessita di un surplus calorico. Siamo già sopra di 200kcal circa, ce ne bastano altre 150kcal per raggiungere 350kcal di surplus. Questo sarà il punto di partenza dal quale valutare in un secondo momento se alzare ulteriormente le calorie o meno a seconda dei risultati in termini di guadagno di massa magra e massa grassa.

Come aggiungere le 150kcal per arrivare a 350kcal?

Una parte la ricaveremo delle proteine. Sappiamo infatti che ci vogliono circa 14g di proteine in più al giorno rispetto al proprio fabbisogno in caso di costruzione di massa muscolare, il che equivale a circa 56kcal.

Siamo a circa 260kcal di surplus, abbiamo ancora un centinaio di calorie per raggiungere le 350kcal. A questo punto possiamo decidere come utilizzarle, possiamo tenercele per degli sgarri settimanali da destinare a junk food o alcolici oppure, se siamo dei veri fanatici, ripartire ulteriormente queste 100kcal in fonti di carboidrati pulite. Ad ogni modo, arriveremo a un apporto calorico totale di 3.435kcal, sopra di 360kcal rispetto al dispendio calorico stimato di Carlo, con un apporto proteico adeguato alla crescita muscolare

Vediamo ora concretamente quali alimenti mettere nel carrello e come organizzare una settimana di dieta sportiva. È importante non far mancare mai frutta e verdura. Nel piano nutrizionale che abbiamo preparato come esempio abbiamo inserito la verdura solo di tanto in tanto a scopo dimostrativo, la quantità di calorie che apporta la verdura è molto bassa quindi puoi aggiungerne in quantità senza correre il rischio di sbilanciare la dieta (ad eccezione dei tuberi come la patata, notoriamente molto calorica). Assicurati quindi di mangiare almeno una porzione al giorno di verdura di stagione. Lo stesso discorso vale per la frutta: nel piano alimentare abbiamo inserito alcuni frutti a titolo esemplificativo, sostituisci e integra gli esempi con frutta di stagione.

Più in generale, ogni alimento nel piano nutrizionale può essere sostituito con cibi più idonei per voi. Vi basta fare una ricerca su google per trovare i valori nutrizionali degli alimenti che preferite e valutare se inserirli nel piano alimentare in sostituzione o a integrazione di quelli già presenti a seconda del loro apporto calorico e di macronutrienti. Un ottimo sito che fornisce indicazioni nutrizionali per moltissimi alimenti è *fatsecret.it*.

Ricordiamo che il piano nutrizionale che troverete di seguito è a solo scopo esemplificativo ed è stato costruito sulle caratteristiche dell'atleta-tipo utilizzato come esempio: *Carlo, 80cm x 75kg atleta principiante che si allena ad intensità moderata 3 giorni alla settimana.*

L'obiettivo è quello di mostrare come si può comporre una dieta bilanciata in calorie e macronutrienti. Sottolineiamo il fatto che il fabbisogno energetico, di macronutrienti e micronutrienti e più in generale le necessità nutrizionali del lettore possono non corrispondere affatto con il piano alimentare riportato, che dovrebbe quindi essere adattato alle caratteristiche personali. Consultare il medico in ogni caso, prima di intraprendere questa come qualsiasi altra dieta.

Calorie	Macronutrienti
3.285kcal / al giorno Tdee: 3.075kcal	1,7g/kg Proteine 127,5g = 510kcal (15,53%) 7/kg Carboidrati 525g = 2.100kcal (63,93%) 1/kg G 75g = 675kcal (20,55%)

LUNEDÌ

Colazione

YOGURT INTERO **150G** | 94KCAL | GRAS 2 | CARB 10G | PROT 8G |

MUESLI **100G** | 340KAL | GRAS 4,9G | CARB 77,8G | PROT 9,7G |

1 CUCCHIAIO BURRO D'ARACHIDI | 94KCAL | GRAS 8,06G | CARB 3,13G | PROT 4,01G |

+1 FETTE DI PANE INTEGRALE |60KCAL | GRAS 0G | CARB 10G | PROT 1,5 G |

Spuntino

BANANA 1PZ. |100KCAL| GRAS 0,39G | CARB 26,95G | PROT 1,29G

1 SUCCO DI PESCA (**150**ML) | CAL 87 | GRAS 0G | CARB 20,6G | PROT 0,6G |

TOTALE: 780 KCA | GRAS 15 | CARB 144 | PROT 23|

Pranzo

PASTA INTEGRALE **150G** | 522 KCAL | GRAS 2,1G | CARB 112,54G | PROT 21,94G |

CON TONNO IN SCATOLA **85G** | 99KCAL | GRAS 0,7G | CARB 0G | PROT 21,68G

→ *(OPPURE TOFU 100G CAL 155 GRAS 9,2G CARB 2,2GPROT 15G)*
   OPZIONE VEG

FAGIOLI **150G** | 154KCAL | GRAS 0 | CARB 24 | PROT 10 |

LATTUGA **100G** | 8KCAL | GRAS 0 CARB 1,63G PROT 0,5G |

CAROTE **200G** |108KCAL | GRAS 4,96G CARB 15,98G PROT 1,48G

Spuntino

Mela 1pz. | 72kcal | Gras 0,g | Carb 19,06g | Prot 0 |

Mandorle 30g | 164kcal | Gras 14,36g | Carb 5,6g | Prot 6,03g

Pane integrale 3 fette (90g circa) | 180kcal | Gras 4 | Carb 27 | Prot 8 |

3 cucchiai di miele | 192kcal | Gras 0g | Carb 51g | Prot 0,06g

<u>Totale: 1499kcal carb 254 prot 67 gras 26</u>

Cena

Petto di tacchino | 208kcal | Gras 3,32g | Carb 8,42g | Prot 34,14g |

→ (o cotolette di soia 200g | 360kcal | Gras 8g | Carb 34g | Prot 32g) opzione veg

200g patate saltate | 192 kcal | Grassi: 7 g | Carboidrati: 34g | Proteine: 4,20 g |

1 cucchiaio olio EVO | 119kcal | Gras 13,5g | Carb 0g | Prot 0g

150g di verdure miste | 80kcal | 0g gras | carb 9g | prot 3g |

100g ricotta fresca | 156kcal | Gras 10,44g | Carb 4,09g | Prot 11,32g |

Spuntino

100g frutti di bosco | 33kcal | Gras 0,3g | Carb 7,98g | Prot 0,68g |

1 tazza latte intero (200ml) | 146kcal | Gras 7,93g | Carb 11,03g | Prot 7,86g

<u>Totale: 934 gras 57 carb 75 prot 60</u>

TOTALE LUNEDÌ: | 3.213kcal | Gras 98 | Carb 473g | Prot 150g

MARTEDÌ

COLAZIONE

FIOCCHI D'AVENA 150G | 554KCAL | GRAS 9,15G | CARB 96G | PROT 23,25G

DI LATTE INTERO 200ML | 146KCAL | GRAS 6G | CARB 8G | PROT 6G |

1 BANANA | 100KCAL | 0G GRASSI | CARB 27G | PROT 1G |

1 CUCCHIAIO DI BURRO DI ARACHIDI | 94KCAL | GRAS 8G | CARB 3G | PROT 4G |

SPUNTINO

2 QUADRATINI CIOCCOLATO EXTR. FONDENTE | 105KCAL | GRAS 6,1G | CARB 10,4G | PROT 1,2G |

1 YOGURT (120G) | CAL 127KCAL | GRAS 0,41G | CARB 17,43G | PROT 13,01G |

1 MELA | 72KCAL | GRAS 0,G | CARB 19,06G | PROT 0 |

TOTALE: 1198KCAL GRAS 31 CARB 183 PROT 49

PRANZO

POLLO GRIGLIATO 150G | 246KCAL | GRAS 5,31G | CARB 0G | PROT 46,14G

RISO BASMATI 150G | 531KCAL | GRAS 0,4G | CARB 120 | PROT 10G

150G DI VERDURE GRIGLIATE CONDITE | 91 KCAL | GRAS 4 | CARB 9 | PROT 2 |

1 CUCCHIAIO DI OLIO D'OLIVA | 119KCAL | GRAS 13,5G | CARB 0G | PROT 0G

Spuntino

Barretta energetica (65g) | 229kcal | Gras 1,76g | Carb 41,73g | Prot 10,14g |

1 bicchiere succo frutta (150ml) | 87kcal | Gras 0g | Carb 20,6g | Prot 0,6g

30g anacardi | 174kcal | Gras 14,33g | Carb 9,05g | Prot 5g |

Totale kcal: 1477 kcal gras 39 carb 200 prot 68g

Cena

Salmone al forno 150g | 19kcal | Gras 8,9g | Carb 0g | Prot 32,43g

Patate dolci al forno 200g | 172kcal | Gras 0 | Carb 44g | Prot 4g

150g di verdure miste | 80kcal | 0g gras | 9g carb | 3g prot

Spuntino

2 fette biscottate (20g) | 70kcal | Gras 1 | Carb 12 | Prot 2 |

2 cucchiaini di miele | 128kcal | Gras 0g | Carb 34g | Prot 0,06g

Totale: kcal 669kcal gras 9 carb 99 prot prot 42

TOTALE MARTEDÌ: | KCAL: 3344 | GRAS 79 | CARB 482 | PROT 159

Mercoledì

Colazione

3 UOVA STRAPAZZATE CON VERDURE | 300KCAL | 22GGRAS | 5G CARB | 20G PROT |

2 FETTE DI PANE INTEGRALE TOSTATE CON BURRO DI MANDORLE | 280 CALORIE | GRAS 20G | CARB 22G | PROT 10G |

1 TAZZA DI FRUTTA FRESCA | 220KCAL | GRASSI 0G | CARB 55G | PROT 2G

Spuntino

2 BANANE | 210 KCAL | GRAS 0 | CARB 54G | PROT 2G |

1 PACCHETTO CRACKERS (35G) | 148KCAL | GRAS 4G | CARB 22,9G | PROT 3,9G |

TOTALE: 1158KCAL GRAS 46 CARB 158 PROT 38

Pranzo

TONNO IN SCATOLA IN OLIO 120G | 240KCAL | 14G GRAS | CCARB 0 | PROT 30G |

RISO INTEGRALE 200 G | 224KCAL | 2G GRAS | 47G CARB | 5G PROT |

INSALATA MISTA CON 1 CUCCHIAIO DI OLIO DI OLIVA COME CONDIMENTO | 360KCAL | 36G GRASSI | 6G CARBOIDRATI | 6G PROTEINE |

Spuntino

1 YOGURT ALLA FRUTTA (170G) | 202KCAL | GRAS 5,51G | CARB 31,67G | PROT 7,28G |

1 TAZZA DI FRAGOLE | 50KCAL | GRAS 0 | 12G CARBOIDRATI | 1G PROTEINE

30G DI MANDORLE | 225KCAL | 20G GRASSI | 6G CARBOIDRATI | 6G PROTEINE

TOT CALORIE: 1301 GRAS: 77 CARB 102, PROTEINE 55

CENA

MERLUZZO 150G | 317KCAL | GRAS 16,26G | CARB 12,37G | PROT 28,8G

COUS COUS 100G | CAL 376KCAL | GRAS 0,64G | CARB 77,43G | PROT 12,76G

ANANAS 200G | 96KCAL | GRAS 0,24G | CARB 25,26G | PROT 1,08G

TOTALE: 789KCAL GRAS 16 CARB 114 PROT 41

TOT.MERCOLEDÌ KCAL:3.248 | CARBOIDRATI 374 | PROT 134 | GRAS 157

GIOVEDÌ

COLAZIONE

1 PORZIONE DI AVENA CON LATTE E FRUTTA SECCA | 450 CALORIE | 11G GRAS | 72G CARB | 17G PROT |

1 ARANCIA | 70 KCAL | GRAS 0G | CARB17G | PROT 0G |

1 PORZIONE DI YOGURT GRECO CON MIELE E FRUTTA FRESCA | 280KCAL | 7G GRAS | CARB 37G | 20G PROT |

SPUNTINO

1 FRULLATO DI PROTEINE CON BANANA E BURRO DI MANDORLE | 300KCAL | 8G GRASSI | | 32G CARBOIDRATI | 32G PROTEINE |

1 PORZIONE DI FRUTTA FRESCA A SCELTA 100 CALORIE | 25G CARBOIDRATI

TOTALE: KCAL 1.200 CARB 183 PROT 69 GRAS 26

Pranzo

1 insalata con tonno, uova sode, pomodori e avocado | 500 calorie | 30g grassi | 22g carboidrati | 37g proteine |

1 porzione di pane integrale | 100 calorie | 1g grassi | 18g carboidrati | 3g proteine

1 porzione di frutta fresca a scelta | 100 calorie | 25g carboidrati

Spuntino

1 porzione di hummus (100g) con bastoncini di carote e sedano | 200 calorie | 20g carb | 4g prot | 8g gras |

4 gallette di mais | 110kcal | Gras 0,5g | Carb 24g | Prot 2,3g

Tot calorie: 1.010 carb 109 prot 39 gras 39

Cena

Pollo alla griglia con spezie 150g | 300kcal | 6g gras | carb 0g | 45g prot |

Patate al forno con rosmarino 200g | 180kcal | gras 0g | 40g carb | 2g prot |

Broccoli saltati in padella 150g | 60kcal | 0g grassi | 10g carboidrati | 3g proteine |

1 porzione di yogurt greco con miele e noci | 260 calorie | 13g gras | carb 21g | 20g prot |

Totale: 800kcal gras 19 carb 71 prot 70

Totale Giovedì: 3200kcal | gras 84 | carb 363 | proteine 178

Venerdì

Colazione

3 FETTE DI PANE INTEGRALE TOSTATE | 200KCAL | GRAS 2G | CARB 36G | PROT 8G

1 AVOCADO | 240 KCAL | | GRAS 22G | CARB 12G | PROTEINE 3G |

2 UOVA SODE | 140 KCAL | GRAS 10G | 1G CARB | 12G PROTEINE |

Spuntino

1 BANANA | 105 KCAL | 0G GRAS | 27G CARB | PROT 1G |

MANDORLE 30G | 180 KCAL | GRAS 16G | CARB 6G | PROT 6G |

1 PACCHETTO CRACKERS SALATI | 128 KCAL | GRAS 4,2G | CARB 19G | PROT 3G |

Totale 993KCAL GRAS 54 CARB 101 PROT 33

Pranzo

150G DI POLLO ARROSTO | 210 KCAL | GRAS 3G | CARB 0G | PROT 45G

QUINOA COTTA 200G | 240 KCAL | GRAS 2G | CARB 42G | PROT 8G |

VERDURE MISTE 150G | 50 KCAL | 10G CARBOIDRATI | 3G PROTEINE | 0G GRASSI

BUDINO CON CACAO MAGRO | CAL 111 | GRAS 2,6G | CARB 19G | PROT 2,9G

Spuntino

4 FETTE BISCOTTATE CON MARMELLATA | 300KCAL | GRAS 1 | CARB 68 | PROT 1

MELA 1PZ. | 72KCAL | GRAS 0 | CARB 19,06 | PROT 0 |

1 YOGURT | 127KCAL | GRAS 0,41G | CARB 17,43G | PROT 13,01G

TOT CALORIE: CAL 1110 CARB 158 PROT 72 GRAS 9

CENA

SALMONE ALLA GRIGLIA 200G | 350 KCAL | 20G GRASSI | CARB 0G | PROT 40G |

PATATE DOLCI AL FORNO 150G | 150KCAL | GRAS 0G | CARB 35G | PROT 2G |

VERDURE MISTE 150G | 50KCAL | GRAS 0G | CARBOIDRATI 10G | PROT 3G

ANANAS 200G | 96KCAL | GRAS 0,24G | CARB 25,26G | PROT 1,08G

SPUNTINO

FRUTTI DI BOSCO 100G | CAL 33 | GRAS 0,3G | CARB 7,98G | PROT 0,68G

1 TAZZA LATTE INTERO (200ML) | 146KCAL | GRAS 7,93G | CARB 11,03G | PROT 7,86G |

100G FIOCCHI D'AVENA | 194KCAL | GRAS 3,45G | CARB 33,14G | PROT 8,44G |

TOT CAL: 1.049 CARB 121 PROT 62 GRAS 31

TOTALE VENERDÌ: 3152KCAL | GRAS 94 | CARB 380 | PROT 167 |

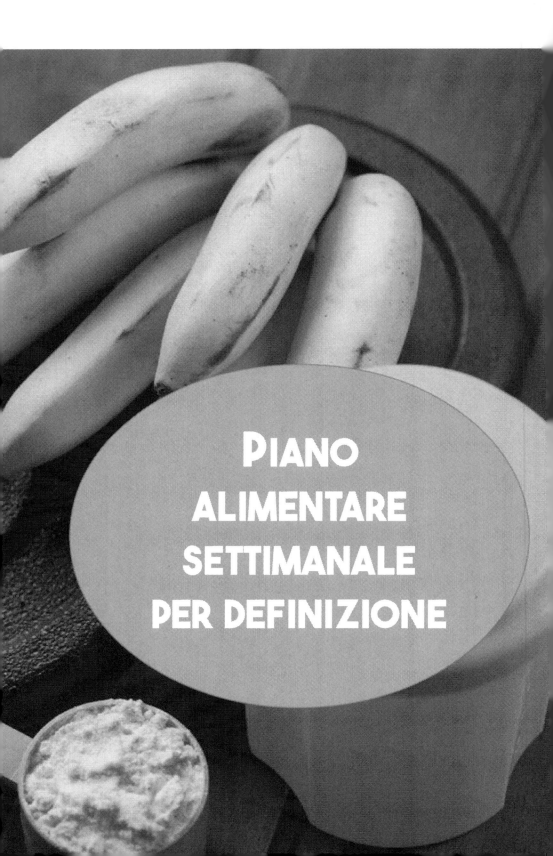

Piano alimentare settimanale per definizione

Il secondo obiettivo che interessa solitamente gli atleti è perdere peso abbassando la percentuale di massa grassa e mantenendo il più possibile la massa magra, se non addirittura aumentarla. Questo risultato si ottiene, così come per l'aumento di massa muscolare, mettendo in sinergia l'incremento del dispendio calorico dato dall'allenamento e un deficit calorico dato da una riduzione delle calorie.

Gli atleti che vogliono bruciare calorie senza accusare ripercussioni nella loro prestazione dovrebbero impostare un deficit calorico lieve, in modo da avere sempre energie e nutrienti sufficienti per ricostituire le riserve di glicogeno. Un taglio troppo netto delle calorie, inoltre, può portare a una perdita di peso molto rapida che finirebbe per coinvolgere anche alte percentuali di massa muscolare. Un esito che ogni atleta vuole evitare.

Un deficit calorico lieve, invece, accompagnato da allenamenti intensi, porterà a un dimagrimento più lento che permetterà però di preservare la massa muscolare. In particolare, per il mantenimento di quest'ultima, è necessario mantenere un livello di allenamento alto, simile se non più intenso di quello affrontato durante la stagione in normo/surplus calorico. Un obiettivo non semplice da raggiungere vista la minore quantità di energie a disposizione. In sport come il bodybuilding è a questo punto che intervengono modifiche al programma di allenamento che permettono di ottimizzare la prestazione nonostante le minori quantità di energia a disposizione.

Coloro che si concentrano sul peso sulla bilancia, durante un periodo di deficit calorico lieve, possono avere l'illusione che nulla cambi e di non star affatto dimagrendo. Il motivo può essere che le riserve di grasso si stanno trasformando in massa magra. A causa di questo processo, la modifica della composizione corporea non verrà percepita attraverso un cambiamento repentino di peso, ma attraverso il modificarsi della figura dell'atleta e una perdita di peso lenta: I depositi di grasso verranno lentamente svuotati, tipicamente la zona del ventre per gli uomini e la zona dei fianchi per le donne, in favore di un aumento delle masse muscolari a seconda dello stimolo dato dall'esercizio. Questa è la condizione ideale di perdita di peso per un atleta principiante, che permette di mantenere alti livelli di prestazione e una migliore qualità della composizione corporea.

In caso di atleti medio/avanzati, la crescita delle masse muscolari in deficit calorico sarà molto difficile da raggiungere, in questi casi l'obiettivo dovrà essere focalizzato piuttosto sul mantenere percentuali più alte possibili di massa magra a fronte della perdita di peso.

Una perdita rapida di peso si può raggiungere tendenzialmente impostando un deficit calorico oltre le 500kcal giornaliere. È un'opzione da valutare in caso di obesità o di particolari protocolli alimentari per sport che prevedono diverse categorie di peso, come gli sport di combattimento o il Bodybuilding nelle fasi che precedono la competizione. Si tratta però di pratiche pericolose che rischiano di compromettere la salute fisica anche in modo grave se non fatte con cognizione, oltre a pregiudicare inevitabilmente la prestazione e la conservazione delle masse muscolari. Per questo motivo, chi intraprende un tale tipo di dieta, dovrebbe essere seguito da un dietologo nutrizionista.

Per raggiungere un dimagrimento progressivo il deficit calorico dovrebbe essere tra le -350kcal e le -500kcal al giorno. I parametri di sicurezza per bruciare massa grassa in modo graduale nel tempo prevedono una riduzione dei carboidrati non inferiore ai 5g/kg in modo che non sia compromessa la risintesi del glicogeno muscolare. (Marie Dunford, 2007). A fronte di un deficit energetico, le proteine, se precedentemente impostate su un valore minore, devono essere alzate ad almeno 1,4g/kg (ibidem) in modo da non compromettere la massa magra. Studi recenti sembrano rilevare che la quantità di proteine necessaria a conservare ottimamente le masse muscolari in caso di deficit debba essere orientata su valori molto più alti, tra le 2,3g/kg e le 3,1g/kg al giorno (Phillips, S.M. A Brief Review of Higher Dietary Protein Diets in Weight Loss: A Focus on Athletes. Sports Med

44 (Suppl 2), 149–153 (2014). https://doi.org/10.1007/s40279-014-0254-y) e che ciò non porterebbe a problemi renali. La concezione comune che alti livelli di proteine possano compromettere la salute dei reni nascerebbe dall'equivoco che soggetti che già accusano problemi ai reni traggono beneficio da una dieta a basso contenuto proteico. Ciò però non implicherebbe che in soggetti sani un alto contenuto proteico sia la causa di tali disturbi (ibidem).

Allo stato attuale degli studi, insomma, risulta difficile fornire un'indicazione definitiva, l'apporto proteico potrebbe infatti variare a seconda del livello di allenamento dell'atleta, l'entità del deficit calorico e l'intensità di allenamento durante l'ipocalorica. In linea generale si può considerare il parametro più basso di 2,3g/kg nel caso di atleti principianti e di deficit lieve, mentre parametri più alti intorno ai 3g/kg per atleti avanzati e deficit più accentuato. Per quanto riguarda i grassi, non dovrebbero scendere sotto ai 0,5g/kg per non incorrere in problemi ormonali (Project Invictus https://www.projectinvictus.it/quanti-grassi-al-giorno/).

In questo modo abbiamo fissato dei parametri entro ai quali muoverci per impostare un deficit calorico. Non ci rimane che concretizzare queste indicazioni continuando con l'esempio di Carlo.

Esempio di piano alimentare per definizione

Abbiamo visto che il fabbisogno energetico stimato di Carlo dato dalle sue caratteristiche fisiche e la sua attività lavorativa e sportiva è di 3.075kcal. Questo è il nostro punto di partenza per impostare il deficit calorico. Ipotizziamo che Carlo sta affrontando una dieta in seguito a una fase di aumento della massa muscolare (situazione tipica per uno sportivo), egli dovrà in primo luogo scendere dal surplus calorico di 3.435kcal giornaliere a una normocalorica di 3.075kcal. In questo modo viene attenuato lo shock che provocherebbe scendere direttamente da una situazione di surplus a deficit. La normocalorica può essere tenuta per qualche settimana, finché il metabolismo si stabilizza al nuovo apporto calorico e il senso di fame viene calmierato.

Il secondo step prevede una discesa delle calorie fino a raggiungere un effettivo deficit calorico. A questo punto è bene fare una considerazione. Virtualmente, il deficit calorico può essere raggiunto semplicemente aumentando l'intensità di allenamento: se da 3 allenamenti al giorno di un'ora e mezza, Carlo passasse a 6 allenamenti alla settimana da 2 ore, a buon titolo il suo tipo di attività verrebbe considerata ad intensità molto alta. Di conseguenza, il suo fabbisogno energetico salirebbe. A questo punto le 3.075kcal non sarebbero più sufficienti a soddisfare il nuovo dispendio calorico di Carlo, che si ritroverebbe così in deficit calorico senza aver modificato di una virgola la dieta.

Questa è una condizione però inverosimile per molti sportivi non professionisti, che non hanno o non vogliono investire tutto questo tempo nell'allenamento. Per questo, nella maggioranza dei casi, è una buona strategia apportare un taglio delle calorie e, quando possibile, un moderato aumento del volume di allenamento.

Carlo quindi, che non può aumentare il numero di allenamenti settimanali, sceglie di impostare un deficit tra le -350 e le -400kcal scendendo così a circa 2.660 kcal giornaliere riordinando i macronutrienti come segue: i carboidrati vengono tagliati moderatamente, intorno ai 5,2g/kg, ovvero 1500kcal; le proteine a 2,3g/kg ovvero 688kcal: essendo Carlo un atleta principiante, non dovrebbe essere necessario assumerne una quantità più alta. Infine, i grassi di conseguenza si aggireranno intorno ai 0,7g/kg, ovvero 472,5kcal.

I macronutrienti così ripartiti rispetto alle calorie totali equivalgono a 56,39% carboidrati; 25,86% proteine ; 17,76% grassi.

Calorie	Macronutrienti
2.660 kcal / *al giorno* *Tdee: 3.075kcal* *Deficit: - 350kcal*	*2,3 /kg Proteine 172g = 690kcal (25,86%)* *5g /kg Carboidrati 375 g = 1.500kcal (56,39%)* *0,7g/ kg Grassi 52,5g = 472,5 kcal (17,76%)*

LUNEDÌ

COLAZIONE

3 UOVA INTERE | 222KCAL | GRAS15G | CARB0G | PROT 18G |

1 FETTA DI PANE INTEGRALE TOSTATO | 80KCAL | 1G GRASSI | CARB13G | 3G PROT |

1 TAZZA DI LATTE INTERO | 153KCAL | 8G GRASSI | 12G CARB | PROT 8G |

1 BANANA |100 KCAL | 0G GRAS | CARB 27G | PROT 1G |

SPUNTINO

3 CUCCHIAI DI MIELE |192KCAL | GRAS 0G | CARB 51G | PROT 0,06G |

1 YOGURT GRECO | 100KCAL | GRAS 6G | CARB 3G | PROT 10G |

1 TAZZA DI FRUTTA FRESCA | 220KCAL | GRAS 0G | CARB 55G | PROT 2G |

TOTALE: 1077 KCAL GRAS 30 CARBO 161 G PROT 38

PRANZO

PETTO DI POLLO ALLA GRIGLIA 150G | 198KCAL | GRAS 3G | CARB 0G | PROT 42G |

RISO INTEGRALE 200G | 224KCAL | GRAS 1,66G | CARB 47,02G | PROT 4,64G |

1 PORZIONE DI VERDURE MISTE COTTE | 100KCAL | 3G GRASSI | 15G CARB | 3G PROT |

SPUNTINO

1 BARRETTA PROTEICA | 200KCAL | 6G GRAS | 17G CARB | 20G PROT |

1 MELA | 100KCAL | 0G GRAS | 28G CARB | 0G PROT |

TOTALE: 822KCAL GRAS 13 CARB 107 PROT 70

CENA

POLLO GRIGLIATO 150G | 246KCAL | GRAS 5,31G | CARB 0G | PROT 46,14G |

PATATE AL FORNO 200G | 180KCAL | 0G GRASSI | CARB 40G | 2G PROT |

VERDURE MISTE 150G | 80KCAL | 0G GRASSI | 9G CARBOIDRATI | 3G PROTEINE |

SPUNTINO

1 FRULLATO DI PROTEINE CON BANANA E BURRO DI MANDORLE | 300KCAL | GRAS 8G | CARB 32G | 32G PROTEINE |

TOTALE: 806 KCAL CARB 81 PROT 83 GRAS 13

TOTALE LUNEDÌ: KCAL 2705 | GRAS 56 | CARB 349 | PROT 191 |

MARTEDÌ

COLAZIONE

4 FETTE BISCOTTATE CON MARMELLATA | 300KCAL | GRAS 1 | CARB 68 | PROT 1 |

1 TAZZA DI LATTE INTERO | 153KCAL | GRAS 8G | CARB 12G | PROT 8G |

1 MELA | 72KCAL | GRAS 0,G | CARB 19,06G | PROT 0 |

SPUNTINO

1 PERA | 96KCAL | GRAS 0,2G | CARB 25,66G | PROT 0,63G |

1 BARRETTA PROTEICA | 200 CALORIE | 6G GRASSI | 17G CARBOIDRATI | PROT 20G |

TOTALE: 821KCAL GRAS 15 CARB 141 PROT 29

PRANZO

PETTO DI TACCHINO 150G | 156KCAL | GRAS 2,49G | CARB 6,32G | PROT 25,6G |

CECI LESSATI 100G | 109KCAL | GRAS 1,7G | CARB 14,2G | PROT 6,9G |

3 FETTE DI PANE INTEGRALE | 60KCAL | GRAS 0G | CARB 10G | PROT 1,5 G |

PASTA INTEGRALE 150G | 172KCAL | GRAS 0,76G | CARB 36,93G | PROT 7,42G |

SPUNTINO

Parmigiano 60 g | 222kcal | Gras 14g | Carb 2 g | Pro 20g |
1 arancia | 62kcal | Gras 0,16g | Carb 15,39g | Prot 1,23g |

<u>Totale: 781kcal gras 18 carb 83 prot 63</u>

Cena

Merluzzo 150g | 317kcal | Gras 16,26g | Carb 12,37g | Prot 28,8g

Patate dolci al forno 200g | 172kcal | 0g gras | 44g carb | 4g prot

Lenticchie lesse 100g | 165kcal | Gras 6,76g | Carb 18,73g | Prot 8,39g |

Spuntino

Frutti di bosco 100g | 33kcal | Gras 0,3g | Carb 7,98g | Prot 0,68g

3 cucchiai di miele | Cal 192 | Gras 0g | Carb 51g | Prot 0,06g

1 budino proteico 120g | Cal 106 | Gras 2,9g | Carb 4,8g | Prot 15g

<u>Totale: 985kcal gras 25 carb 137 prot 55</u>

Totale Martedì: 2.587 kcal | Gras 58 | Carb 361 | Prot 147 |

Mercoledì

Colazione

150g di fiocchi d'avena | Cal 554 | Gras 9,15g | Carb 96g | Prot 23,25g |

200ML DI LATTE INTERO | 146KCAL | 8 GRAS | CARB10G | PROT8G |

1 BANANA |100KCAL | 0G GRASSI | 1G PROTEINE | 27G CARBOIDRATI |

SPUNTINO

1 YOGURT (120G) | CAL 127 | GRAS 0,41G | CARB 17,43G | PROT 13,01G |

<u>TOTALE: 927KCAL GRAS 25 CARB 154 PROT 47</u>

PRANZO

POLLO GRIGLIATO 200 G | 246KCAL | GRAS 10G | CARB 0G | PROT 60

RISO BASMATI 150G | 531KCAL | GRAS 0,4G | CARB 120 | PROT 10G

VERDURE GRIGLIATE CONDITE 150G | 91 KCAL | 4GRAS | CARB 9 |PROT 2

SPUNTINO

BARRETTA ENERGETICA (65G) | 229KCAL | GRAS 1,76G | CARB 41,73G | PROT 10,14G |

<u>TOTALE: 1.241KCAL GRAS 44 CARB 180 PROT 98 G</u>

CENA

SALMONE AL FORNO 150G | 219KCAL | GRAS 8,9G | CARB 0G | PROT 32,43G |

POLENTA 160G | 137KCAL | GRAS 0,62G | CARB 28,97G | PROT 3,16G

VERDURE MISTE 150G | 80KCAL | GRAS 0G | 9G CARB | PROT 3G |

SPUNTINO

2 FETTE BISCOTTATE (20G) | 70KCAL | GRAS 1 | CARB 12 | PROT 2

TOTALE: 506 GRAS 9 CARB 65 PROT PROT 42

TOTALE MERCOLEDÌ: 2.674 | GRAS 76 | CARB 399 | PROT 187 |

GIOVEDÌ

COLAZIONE

TORTILLAS D'AVENA (**100G DI FARINA D'AVENA E ACQUA**) | 367 KCAL | 6G GRAS | 63G CARB | 13G PROTEINE |

2 CUCCHIAI DI MARMELLATA | 112KCAL | GRAS 0,01G | CARB 26 | PROT 0,07G |

1 BANANA A FETTE | 105 KCAL | 0G GRASSI | 27G CARBOIDRATI | 1G PROTEINE |

1 TAZZA DI CAFFÈ O TÈ SENZA ZUCCHERO | 0 KCAL | 0G GRAS | 0G PROTEINE | 0G CARB |

SPUNTINO

1 TAZZA DI FRUTTA FRESCA | 22KCAL | 0G GRASSI | 55G CARBOIDRATI |2G PROTEINE |

1 BARRETTA PROTEICA | 200KCAL | 6G GRASSI | 20G PROTEINE | 17G CARBOIDRATI |

TOTALE: 1.004KCAL GRAS 12 CARB 188 PROT 36

PRANZO

DI TOFU **120** | 147 KCAL | 8G GRASSI | 3G CARBOIDRATI | 16G PROTEINE |

1 porzione di quinoa | 222 kcal | 3g grassi | 39g carboidrati | 8g proteine |

1 porzione di verdure miste | 50 kcal | 0g grassi | 2g proteine | 10g carb |

Spuntino

Kefir 245g | 135kcal | Gras 7,1g | Carb 10,4g | Prot 7,43g

+Mela 1pz. | 72kcal | Gras 0,g | Carb 19,06g | Prot 0 |

<u>Totale: 626kcal gras 18 carb 81 prot 33</u>

Cena

Petto di pollo 200g | 328kcal | Gras 7,08g | Carb 0g | Prot 61,52 g |

Riso nero 150g | 235kcal | Gras 0,76g | Carb 50g | Prot 4,5g |

1 porzione di verdure miste | 50 kcal | 0g grassi | 10g carboidrati | 2g proteine |

Spuntino

Hummus con carote 150g | Cal 265 | Gras 12,75g | Carb 30 | Prot 7g |

1 budino proteico (120g) | 106kcal | Gras 2,9g | Carb 4,8g | Prot 15g |

<u>Totale: 894kcal gras 32 carb 94 prot 89</u>

Totale Giovedì: 2.524kcal | carb 363 | prot 158 | gras 62

VENERDÌ

COLAZIONE

3 UOVA STRAPAZZATE | 210 KCAL | 15G GRASSI | | 0G CARBOIDRATI | PRO18G
+3 FETTE DI PANE INTEGRALE | 175KCAL | GRAS 3,02G | CARB 32,57G | PROT6,87G |
250ML SUCCO D'ARANCIA | 118KCAL | GRAS 0,52G | CARB 27,25G | PROT 1,83G |
1 TAZZA DI CAFFÈ O TÈ SENZA ZUCCHERO | 0 KCAL | 0G PROTEINE | 0G CARBOIDRATI | 0G GRASSI |

SPUNTINO

1 BUDINO PROTEICO 120G | 106KCAL | GRAS 2,9G | CARB 4,8G | PROT 15G
1 TAZZA DI FRUTTA FRESCA | 220KCAL | 0G GRASSI | 55G CARB | 2G PROTEINE

TOTALE: 829KCAL GRAS 21 CARB 118 PROT 44

PRANZO

POLLO ALLA GRIGLIA 150G | 231 KCAL | 5G GRASSI | | 0G CARBOIDRATI | 43G PROTEINE |
PATATE DOLCI AL FORNO 200G | 200 KCAL | 3G PROTEINE | 45G CARBOIDRATI | 0G GRASSI |
1 PORZIONE DI BROCCOLI AL VAPORE | 50 KCAL | 4G PROTEINE | 10G CARBOIDRATI | 0G GRASSI |

Spuntino

1 Frullato di proteine con banana e burro di mandorle | 300 calorie | 8g gras | | 32g carb | 32g proteine |

TOTALE: 781kcal GRAS 13 CARB 87 PROT 82

Cena

Salmone alla griglia 150g | 345 kcal | 24g gras | 0g carb | 30g prot

Spaghetti integrali 160g | Cal 174 | Gras 0,76g | Carb 37,16g | Prot 7,46g |

1 porzione di asparagi al vapore | 50 kcal | 4g proteine | 10g carboidrati, | 0g grassi |

Spuntino

Ananas 200g | 96kcal | Gras 0,24g | Carb 25,26g | Prot 1,08g

1 porzione di yogurt greco con frutti di bosco | 200 kcal | 8g gras | carb 16g | proteine 18g |

3 cucchiai di miele | Cal 192kcal | Gras 0g | Carb 51g | Prot 0,06g

TOTALE: 1057kcal GRAS 32 CARB 139 PROT 58

Totale Venerdì: 2.667 kcal | Gras 66 | Carb 344 | Prot 184 |

Grazie!

Grazie per essere arrivato infondo a questo viaggio nel mondo dell'alimentazione sportiva. Speriamo vivamente che le informazioni che ti abbiamo fornito ti possano essere d'aiuto nel forgiare il tuo corpo e raggiungere tutti i tuoi obiettivi. Portare sempre più persone a superare sé stesse è il nostro lavoro: il tuo successo è anche il nostro!

Per qualunque informazione puoi contattarci alla seguente mail: info.training.temple@gmail.com

Ma prima di lasciarci, un'ultima cosa!
Se il libro ti è piaciuto e vuoi darci una mano, puoi farlo lasciandoci una recensione sullo store dove hai acquistato questo libro: la tua opinione è importantissima per noi e ci aiuta a continuare a pubblicare contenuti di qualità. Grazie mille in anticipo!

Ora è davvero tutto, non ci resta che augurarti buona dieta!

Matthew Paynights
TRAINING TEMPLE

BIBLIOGRAFIA
(PER APPARIZIONE)

Reilly, T. & Ekblom, B. (2005) The use of recovery methods post-exercise. *Journal of Sport Sciences*, 23(6): 619–627.

Castell, L.M., Burke, L.M., Stear, S.J. & Maughan, R.J. (2010) BJSM reviews: A–Z of nutritional supplements: dietary supplements, sports nutrition foods and ergogenic aids for health and performance Part 8. *British Journal of Sports Medicine*, 44: 486–470.

Coleman, E. (2006). Carbohydrate and exercise. In Dunford, M. (ed.), Sports Nutrition: A Practice Manual for Professions. Chicago, IL: American Dietetic Association, pp. 14–32.

American Dietetic Association, Dietitians of Canada, and the American College of Sports Medicine (2000). Position paper: Nutrition and athletic performance. *Journal of the American Dietetic Association,* 100(12), 1543–1556.

Fern E.B, Bielinski R.N., Schutz Y. Effects of exaggerated amino acid and protein supply in man. Experientia 1991; 47: 168172

Kleiner, S.M., Bazzarre, T.L. & Litchford, M.D. (1990) Metabolic profiles, diet and health practices of championship male and female bodybuilders. Journal of the American Dietetic Association, 90: 962–967

Tipton, K.D. & Wolfe, R.R. (2004) Protein and amino acids for athletes. *Journal of Sports Sciences*, 22: 65–79.

Børsheim, E., Aarsland, A. & Wolfe, R.R. (2004) Effect of an amino acid, protein, and carbohydrate mixture on net muscle protein balance after resistance exercise. International Journal of Sport Nutrition and Exercise Metabolism, 14: 255–271.

Marie Dunford, J. Andrew Doyle - Nutrition for Sport and Exercise -Cengage Learning (2007)

Hayley Daries(auth.) - Nutrition for Sport and Exercise- Wiley-Blackwell (2012)

Horvath, P.J., Eagen, C.K., Fisher, N.M., Leddy, J.J. & Pendergast, D.R. (2000). The effects of varying dietary fat on performance and metabolism in trained male and female runners. Journal of the American College of Nutrition, 19(1), 52–60.

Seebohar, B. (2005). Nutrition for endurance sports. In Dunford, M. (ed.), Sports Nutrition: A Practice Manual for Professionals, 4th ed. Chicago, IL: American Dietetic Association, pp. 445–459.

Horvath, P.J., Eagen, C.K., Ryer-Calvin, S.D. & Pendergast, D.R. (2000). The effects of varying dietary fat on the nutrient intake in male and female runners. Journal of the American College of Nutrition, 19(1), 42–51.

Fred Brouns - Essentials of Sport Nutrition-Wiley (2002)

National Research Council. Recommended Dietary Allowances, 10th edn. National Academy Press, Washington, 1989

Montain, S.J. & Coyle, E.F. (1992b) The influence of graded dehydration on hyperthermia and cardiovascular drift during exercise. *Journal Applied Physiology*, 73: 1340– 1350.

Sawka, M.N., Burke, L.M., Eichner, E.R., Maughan, R.J.,Montain, S.J. & Stachenfeld, N.S. American College ofSports Medicine (2007). Position Stand on Exercise andFluid Replacement. Medicine and Science in Sports and Exercise, 39(2), 377–390.

Institute of Medicine (2002). Dietary Reference Intakes for energy, carbohydrate, fi ber, fat, fatty acids, cholesterol, protein and amino acids. Food and Nutrition Board. Washington, DC: The National Academies Press.

Phillips, S.M. A Brief Review of Higher Dietary Protein Diets in Weight Loss: A Focus on Athletes. Sports Med 44 (Suppl 2), 149–153 (2014). https://doi.org/10.1007/s40279-014-0254-y

Project Invictus https://www.projectinvictus.it/quanti-grassi-al-giorno/

Printed by Amazon Italia Logistica S.r.l.
Torrazza Piemonte (TO), Italy